Kliniktaschenbücher

D1728351

G. Muhr · M. Wagner

Kapsel-Band-Verletzungen des Kniegelenks

Diagnostikfibel

Mit 70 Abbildungen

Springer-Verlag
Berlin Heidelberg New York 1981

Professor Dr. Gert Muhr
Chirurgische Klinik
der Berufsgenossenschaftlichen Krankenanstalten
„Bergmannsheil", D-4630 Bochum

Univ.-Doz. Dr. Michael Wagner
I. Univ.-Klinik für Unfallchirurgie,
Alser Straße 4, A-1097 Wien

ISBN 3-540-10397-X Springer-Verlag Berlin Heidelberg New York
ISBN 0-387-10397-X Springer-Verlag New York Heidelberg Berlin

CIP-Kurztitelaufnahme der Deutschen Bibliothek
Muhr, Gert: Kapsel-Band-Verletzungen des Kniegelenks: Diagnostikfibel/G. Muhr ; M. Wagner.
– Berlin, Heidelberg, New York: Springer, 1980. (Kliniktaschenbücher)
ISBN 3-540-10397-X (Berlin, Heidelberg, New York)
ISBN 0-387-10397-X (New York, Heidelberg, Berlin)
NE: Wagner, Michael

Satz- und Bindearbeiten: Appl, Wemding, Druck: aprinta, Wemding
2124/3140-543 21

Geleitwort

Das Kniegelenk ist nicht nur das größte und mechanisch komplizierteste, sondern auch das am häufigsten von Verletzungen und Erkrankungen betroffene Gelenk des menschlichen Körpers. Es ist Verletzungsgefahren aufgrund unserer industrialisierten und technisierten Umwelt ebenso ausgesetzt wie drohenden Verletzungen durch die zunehmenden sportlichen Aktivitäten des nach immer mehr Leistung strebenden Menschen unserer Zeit.

So haben gerade die Bandverletzungen des Kniegelenks von Jahr zu Jahr an Zahl und Schwere zugenommen; parallel zu dieser Entwicklung konnten wir unser Wissen über Anatomie, Pathophysiologie und Diagnostik erheblich vermehren. Anatomische Strukturen wurden „entdeckt" oder in ihrer Bedeutung erkannt, physiologische und pathologische Mechanismen wurden aufgeklärt und die Diagnostik der krankhaften Veränderungen konnte erheblich verbessert werden.

Vielen Studenten und Ärzten sind diese neuen Erkenntnisse bisher kaum zugänglich, nicht zuletzt deshalb, weil eine „Kniefibel" bisher nicht existiert. Zur erfolgreichen Behandlung benötigt jeder verantwortungsbewußte Arzt jedoch einen umfassenden Überblick über die anatomisch-pathophysiologischen Zusammenhänge und große Sicherheit in allen diagnostischen Maßnahmen. Der von unseren Mitarbeitern verfaßte Leitfaden soll diese Lücke schließen. Er basiert auf der Erfahrung mit der Behandlung vieler tausender Kniegelenke und stellt die komplizierte Problematik in einfacher Weise dar. Das Werk wird dazu beitragen, das diagnostische Wissen und Können des Arztes zu vertiefen und dafür sind wir unseren Mitarbeitern dankbar.

Hannover/Wien, im Juli 1980   Prof. Dr. H. Tscherne
Prof. Dr. E. Trojan

Vorwort

Unbefriedigende Ergebnisse nach Kniebandverletzungen beruhen meist auf einer unzureichenden Diagnose. Die Fehler in der Diagnose sind häufig auf die mangelnde Kenntnis anatomischer und pathophysiologischer Zusammenhänge zurückzuführen.

Ziel dieses Bandes ist es, mit einfachen Mitteln die komplizierte Anatomie zu beschreiben, Vorschläge für eine systematische Untersuchung zu machen und aus der Zusammenfassung der Symptome Anhaltspunkte für das Erkennen der Verletzung bzw. der Verletzungskombination zu geben. Bewußt wurde der Nachteil eines Schemas akzeptiert, um das Verständnis der komplexen pathophysiologischen Zusammenhänge zu erleichtern.

Diese Richtlinien ermöglichen es, aus Anamnese und Untersuchungsbefund eine umfassende Diagnose abzuleiten und die therapeutische Konsequenz zu ziehen; so kann und soll schon präoperativ eine möglichst exakte Diagnose gestellt und das Ausmaß der Verletzungskombination erkannt werden. Dies gilt in verstärktem Maß für chronische Schäden, bei denen Hinweise durch genaue Schmerzlokalisation, Hämatome usw. fehlen.

Viele neue Erkenntnisse aus dem anglo-amerikanischen Schrifttum sind heute bereits in bekannten anatomischen Lehrbüchern aufgenommen; wir sollten versuchen, diese in unsere diagnostischen Überlegungen einzubeziehen und unser Basiswissen zu vervollkommnen.

Für die Anfertigung der Zeichnungen danken wir Frau Kerl-Wetzel, und dem Springer-Verlag für die Drucklegung dieses Kliniktaschenbuches.

Hannover/Wien, im Februar 1981
G. MUHR
M. WAGNER

Inhaltsverzeichnis

X

Anatomie

Das Knie ist ein Gelenk der Superlative: das größte Gelenk des menschlichen Körpers mit den kräftigsten Bändern und dem größten Sesambein.

Es ist aus 3 Gelenken zusammengesetzt: einem Gelenk zwischen Kniescheibe und den Femurkondylen, und zwei weiteren zwischen Femurkondylen und dem jeweiligen Tibiaplateau.

Bewegungen sind in 3 Ebenen möglich: Beugung und Streckung, Rotationen, sowie geringe Valgus- und Varusausschläge.

Die Stabilität des Kniegelenkes ist durch statische und dynamische Elemente gesichert, welche sich gegenseitig ergänzen. Statisch wirken die Bänder, die Gelenkkapsel mit ihren Verstärkungszügen, den Kapselbändern, weiter die Menisken, die knöchernen Strukturen sowie die axiale Körperbelastung. Die dynamische Festigkeit ist eine Funktion der das Gelenk umspannenden Muskeln und Sehnen.

Es werden 4 Funktionseinheiten unterschieden:
- medialer Komplex
- lateraler Komplex
- hintere Strukturen
- vordere Strukturen.

Medialer Komplex

Die statischen Strukturen sind das mediale Kapselband, das tibiale Seitenband, das hintere Schrägband, die mediale Hälfte der dorsalen Kapsel, der mediale Meniskus, die beiden Kreuzbänder und die knöcherne Form des medialen Oberschenkelkondylus und des Schienbeinplateaus.

Dynamisch sichernd wirken der M. vastus medialis (besonders der distale Anteil mit seinen schrägen Fasern, M. vastus medialis obliquus), die Muskeln des Pes anserinus (M. sartorius, M. gracilis und M. semitendinosus), der M. semimembranosus und der mediale Kopf des M. gastrocnemius.

Medialer Komplex

Statische Stabilisatoren:

Tibiales Seitenband
Mediales Kapselband
Hinteres Schrägband
Medialer Teil der hinteren Kapsel
Medialer Meniskus
Vorderes und hinteres Kreuzband
Kontur des medialen Femurkondylus
und Schienbeinplateaus

Dynamische Stabilisatoren:

M. semimembranosus
Pes anserinus: M. sartorius
M. gracilis
M. semitendinosus
M. vastus medialis
Medialer Kopf des M. gastrocnemius

Wir unterscheiden 3 Segmente (Abb. 1):

1) Das vordere Drittel, vom Patellasehnenrand bis zur Vorderkante des tibialen Seitenbandes, umfaßt das Retinaculum mit seinen Verstärkungen, dem Lig. patello-femorale mediale und dem Lig. patello-tibiale mediale, sowie das darunterliegende Kapselband.

2) Das mittlere Drittel besteht aus dem Seitenband und dem darunterliegenden Kapselband.

3) Das hintere Drittel erstreckt sich von der Hinterkante des tibialen Seitenbandes nach dorsal und grenzt an die mediale Hälfte der dorsalen Kapsel; letztere bildet an der dorsalen Seite eine Schlinge um den medialen Femurkondylus, die Kondylenkappe.

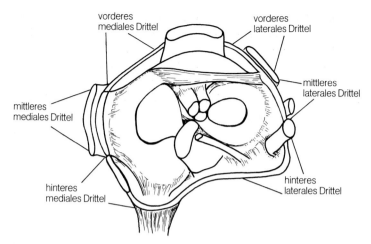

Abb. 1. Segmenteinteilung bei Aufsicht auf das Tibiaplateau

Das tibiale Seitenband (Abb. 2 u. 3) entspringt am Epicondylus femoris medialis, zieht weit nach distal über das Gelenk und inseriert an der Facies medialis der Tibia. Es besteht aus langen kräftigen Fasern; bei Beugung bewegt es sich in Gelenkspalthöhe nach dorsal. Darunter liegt das mittlere Drittel des medialen Kapselbandes. Zwischen den beiden befindet sich häufig eine Bursa. Beim Kapselband wird ein meniskofemoraler und ein meniskotibialer Anteil unterschieden (Abb. 3). Das mediale Kapselband ist in allen Segmenten fest mit dem Meniskus verwachsen (s. Abb. 10).

Am Tuberculum adductorium entspringt das hintere Schrägband (posterior oblique ligament) (Abb. 2 u. 4). Neben dem Hauptzug an die posteromediale Tibiakante strahlt es in die Semimembranosussehnenscheide und in die dorsale Kapsel ein. Es ist eine wichtige Verstärkung des Kapselbandes und steht in enger Beziehung zu den sehnigen Ausläufern des M. semimembranosus. In Streckstellung ist es straff entfaltet, in Beugestellung wird es durch den M. semimembranosus gespannt. Das hintere Schrägband verhindert Außenrotation und Valgus, aber auch eine hintere Schublade und Innenrotation.

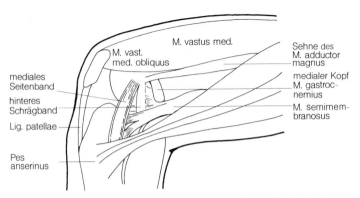

Abb. 2. Muskel- und Bandstrukturen der Medialseite des Kniegelenks

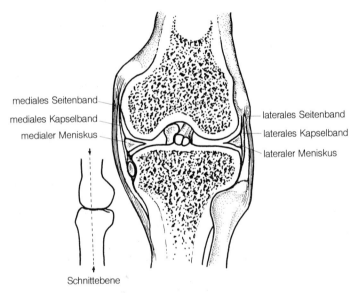

Abb. 3. Frontalschnitt durch das Kniegelenk

Der M. semimembranosus (Abb. 2 u. 4) ist der dynamische Stabilisator der posteromedialen Gelenkecke. Sein Ansatz teilt sich in 5 Züge:

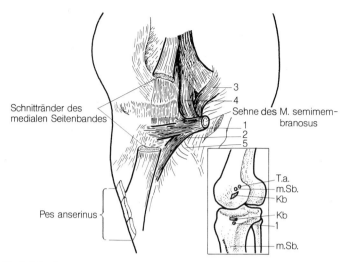

Abb. 4. Die 5 Ansätze *(1–5)* des M. semimembranosus (s. Text). *T. a.* = Tuberculum adductorium, *m. Sb.* = femoraler und tibialer Ansatz des medialen Seitenbandes, *Kb* = femoraler und tibialer Ansatz des medialen Kapselbandes, mittleres Drittel, *1* = 1. Ansatz des M. semimembranosus

Der 1. Arm, die eigentliche Sehne, inseriert proximal an der Tibia, knapp unterhalb des Gelenks.

Der 2. Arm setzt direkt an der medialen Tibiakante an.

Der 3. Arm zieht nach lateral und formt das Lig. popliteum obliquum, das zum lateralen Femurkondylus ansteigt.

Der 4. Arm setzt an der hinteren Kapsel und am Meniskushinterhorn an, er zieht den Innenmeniskus bei Beugung nach hinten.

Der 5. Arm strahlt in die Aponeurose des M. popliteus ein.

Der M. semimembranosus ist ein Innenrotator und Beuger; er zieht den Innenmeniskus bei der Beugung nach dorsal und entlastet so dessen Passivbewegung. Er spannt bei Beugung das hintere Schrägband und die dorsale Kapsel, und unterstützt aktiv die Meniskusgleitbewegung.

Die Sehnen des Pes anserinus (M. sartorius, M. gracilis und M. semitendinosus) (Abb. 2 u. 5) sind primäre Kniebeuger und Innenrotatoren und arbeiten allen Valgus- und Außenrotationskräften, die das

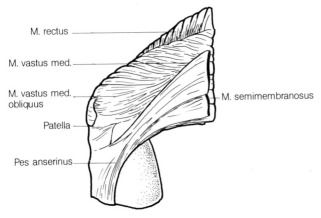

M. rectus

M. vastus med.

M. vastus med. obliquus

Patella

Pes anserinus

M. semimembranosus

Abb. 5. Muskulatur der Medialseite des Kniegelenks

Kniegelenk treffen, dynamisch entgegen. Unter dem Ansatz des Pes anserinus liegt eine Bursa.

Der M. vastus medialis obliquus (Abb. 5 u. 9) strahlt im distalen medialen Femurbereich mit seinen schrägliegenden Fasern (in Streckstellung im Winkel von ca. 60°) bis in die Patella und zieht diese nach medial. Bei Dysplasien oder sekundären Atrophien besteht zwischen Patella und Muskelrand eine gut palpable Distanz, zugleich tritt eine Lateralisation des Patellagleitweges auf.

Lateraler Komplex

Die statischen Stabilisatoren lateral sind der Tractus iliotibialis, das fibulare Seitenband, das laterale Kapselband, die laterale Hälfte der dorsalen Kapsel, das Lig. popliteum arcuatum, die beiden Kreuzbänder und der laterale Meniskus.

Lateraler Komplex

Statische Stabilisatoren:

Tractus iliotibialis
Fibulares Seitenband
Laterales Kapselband
Lateraler Teil der hinteren Kapsel
Lig. popliteum arcuatum
Vorderes und hinteres Kreuzband
Lateraler Meniskus

Dynamische Stabilisatoren:

M. biceps
M. popliteus
Lateraler Kopf des M. gastrocnemius
M. vastus lateralis
Tractus iliotibialis

Dynamisch stabilisierend wirken an der lateralen Seite des Gelenkes der M. biceps femoris, der M. popliteus, der laterale Kopf des M. gastrocnemius, der M. vastus lateralis und der Tractus iliotibialis.

Unter dem Begriff „Arcuatumkomplex" wird das Lig. popliteum arcuatum, die Sehne des M. popliteus, das fibulare Seitenband und das hintere Drittel des lateralen Kapselbandes zusammengefaßt.

Am Tractus iliotibialis (Abb. 6) unterscheidet man das ventral gelegene iliotibiale Band (= Fascia lata) vom dorsal gelegenen, eigentlichen Tractus iliotibialis, der am Tuberculum antero-laterale tibiae (GERDY's tubercel) ansetzt. Neben statischen hat er auch dynamische Funktionen über den M. tensor fasciae latae und den M. glutaeus maximus zu erfüllen. Suprakondylär ist der Tractus durch kräftige Fasern (iliotibiale Fasern) an der Linea aspera und am Septum intermusculare laterale fixiert. Bei Beugung und Streckung ist ein Gleiten des Tractus nach dorsal und ventral möglich; das Ausmaß des Gleitens wird durch die iliotibialen Fasern begrenzt.

Das fibulare Seitenband (Abb. 3 u. 7) zieht vom Epicondylus femoris lateralis zur Wadenbeinköpfchenspitze. Es verhindert gemeinsam mit dem Tractus iliotibialis, der Popliteussehne, der Bizepssehne,

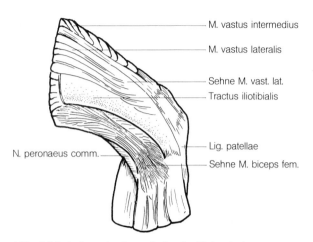

Abb. 6. Muskulatur der Lateralseite des Kniegelenks

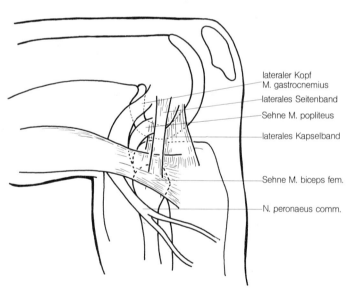

Abb. 7. Muskel- und Bandstrukturen der Lateralseite des Kniegelenks

dem Lig. popliteum arcuatum und dem lateralen Kapselband die Varusinstabilität.

Das laterale Kapselband (Abb. 1, 3, 7, 10) ist – wie das mediale – mit der Meniskusbasis eng verwachsen; die beiden Strukturen werden nur im Bereich der Popliteussehne durch den Recessus popliteus getrennt. Auch beim lateralen Kapselband wird ein meniskofemoraler und ein meniskotibialer Teil unterschieden.

Der M. biceps (Abb. 6 u. 7) ist ein dynamischer Stabilisator. Die Sehne des M. biceps umgreift das laterale Seitenband und setzt am Wadenbeinköpfchen an, sie erstreckt sich aber auch bis zur lateralen Tibiafläche und zur Fascia cruris. Weitere Fasern inserieren am fibularen Kollateralband, am Tractus iliotibialis und am Lig. popliteum arcuatum. Zwischen fibularem Seitenbandansatz und umgreifender Bizepssehne ist eine Bursa.

Der M. biceps ist in erster Linie Kniebeuger und Außenrotator der Tibia. Nebenbei spannt er auch die dorsale Kapsel und das fibulare Seitenband bei Beugung, sowie den Tractus iliotibialis.

Hintere Strukturen

Die Strukturen an der Hinterseite des Kniegelenkes sind die dorsale Kapsel, das Lig. popliteum obliquum, das Lig. popliteum arcuatum, der M. popliteus und seine Sehne, der mediale und der laterale Kopf des M. gastrocnemius, der M. semimembranosus und der M. biceps mit ihren Einstrahlungen in die dorsalen Kapsel-Band-Strukturen.

Hintere Strukturen
Hintere Kapsel Lig. popliteum arcuatum Lig. popliteum obliquum Hinteres Schrägband M. popliteus Medialer und lateraler Kopf des M. gastrocnemius M. semimembranosus M. biceps

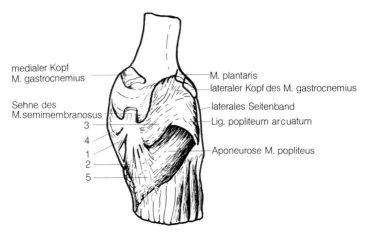

Abb. 8. Aufbau der dorsalen Gelenkkapsel. Zu beachten sind die 5 Aufzweigungen *(1–5)* der Sehne des M. semimembranosus

Die dorsale Kapsel überbrückt lateral die Popliteussehne und formt so das Lig. popliteum arcuatum, das am Fibulaköpfchen lateral inseriert. Das Lig. popliteum arcuatum trägt zur Stabilisierung der hinteren lateralen Gelenkecke bei.

Das Lig. popliteum obliquum (Abb. 8) stellt eine weitere Verstärkung der dorsalen Kapsel dar; es überbrückt das Gelenk von medial nach lateral, aufwärts zum lateralen Femurkondylus. Medial entsteht es aus der Semimembranosussehne.

Das hintere Schrägband strahlt mit einem Faserbündel in die dorsale Kapsel ein.

Der M. popliteus liegt an der Hinterfläche der Tibia und zieht schräg nach proximal und lateral. Die medialen zwei Drittel inserieren am Lig. popliteum arcuatum und am Hinterhorn des lateralen Meniskus, während das laterale Drittel, die Popliteussehne, – den Femurkondylus entlang unter dem fibularen Seitenband ziehend – unmittelbar davor am Femurkondylus ansetzt. Der M. popliteus rotiert die Tibia nach innen und das Femur nach außen. Er verhütet ein Ventralgleiten des Femurs auf der Tibia während der Kniebeugung; er tonisiert das Lig. popliteum arcuatum und zieht den lateralen Meniskus bei Beugung nach dorsal.

Die dorsale Kapsel ist in Streckstellung gespannt und gewährleistet in dieser Position auch eine Seitenstabilität und verhindert eine Überstreckung. Gemeinsam mit ihren Verstärkungsbändern (Lig. popliteum arcuatum, Lig. popliteum obliquum und hinterem Schrägband) wird die dorsale Kapsel in Beugung vom M. semimembranosus bzw. M. popliteus und M. biceps gespannt.

Die mediale und laterale Kondylenkappe wird von den beiden Köpfen des M. gastrocnemius mitgebildet.

Vordere Strukturen

Die Strukturen an der Vorderseite sind der M. quadriceps femoris, der kräftigste Kniestabilisator; der M. vastus medialis und der M. vastus medialis obliquus (Abb. 9), die medialen Retinacula mit ihren longitudinalen und schrägen Fasern (Lig. patello-femorale mediale und Lig. patello-tibiale mediale); die Quadrizepssehne, die Patella und das Lig. patellae (Abb. 9), der infrapatellare Fettkörper; der M. vastus lateralis (Abb. 9) und die lateralen Retinacula mit ihren longitudinalen Fasern (Einstrahlungen aus dem iliotibialen Band) und ihren schrägen Fasern (Lig. patello-femorale laterale und Lig. patello-tibiale laterale, letzteres hat auch Fasern zum Außenmeniskus).

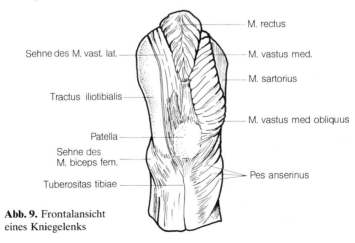

Abb. 9. Frontalansicht eines Kniegelenks

Vordere Strukturen

M. quadriceps femoris (dynamischer Stabilisator)
M. vastus medialis, M. vastus medialis obliquus, Retinacula medialia
M. rectus femoris, M. vastus intermedius, Quadrizepssehne, Patella, Lig. patellae, infrapatellarer Fettkörper
M. vastus lateralis, Retinacula lateralia

Die wichtigste Funktion des Streckapparates ist die sagittale Stabilisierung, um eine vordere Luxation des Femurs über das Tibiaplateau zu verhüten; der Streckapparat ist der dynamische Partner des hinteren Kreuzbandes.

Kreuzbänder

Die Kreuzbänder sind intraartikulär, aber extrasynovial gelegen (Abb. 10). Sie sind der zentrale Angelpunkt (pivot central) des Gelenks. Bei Beugung des Kniegelenks kommt es zu einem Rollen und gleichzeitigen Gleiten, da die Zirkumferenz der femoralen Kondylengelenkfläche viel länger ist als die des Tibiaplateaus. Die Koordination dieses Ablaufs zur Roll-Gleit-Bewegung bewerkstelligen die Kreuzbänder.

Vorderes Kreuzband

Das vordere Kreuzband zieht von der Area intercondylaris anterior tibiae zur Innenfläche des Condylus lateralis femoris.
Es besteht aus 3 Bündeln: dem langen anteromedialen, dem intermediären und dem posterolateralen Bündel (Abb. 11a, b).
Das anteromediale und das intermediäre Bündel sind in Streckstellung gespannt und gegen die interkondyläre Begrenzung gepreßt. In Beugung ist das posterolaterale Bündel gestrafft und das anteromediale Bündel entspannt.

12

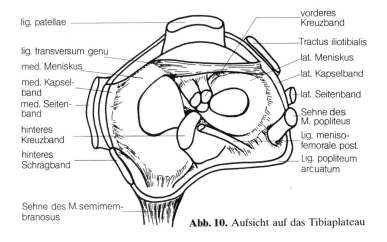

lig. patellae

lig. transversum genu
med. Meniskus

med. Kapsel-
band
med. Seiten-
band

hinteres
Kreuzband

hinteres
Schrägband

vorderes
Kreuzband

Tractus iliotibialis

lat. Meniskus

lat. Kapselband

lat. Seitenband

Sehne des
M. popliteus

Lig. menisofemorale post.

Lig. popliteum
arcuatum

Sehne des M. semimembranosus

Abb. 10. Aufsicht auf das Tibiaplateau

Funktionen des vorderen Kreuzbandes:

1) Stabilisation durch Verhindern der Subluxation nach vorn; es wirkt gegen die Innenrotation, aber auch gegen die maximale Außenrotation; überdies kontrolliert es die Überstreckung.
2) Koordination des Roll-Gleit-Vorganges.

Hinteres Kreuzband

Unmittelbar hinter dem vorderen Kreuzband liegt das kräftigere, hintere Kreuzband, welches von seinem Ursprung in der Fovea an der Dorsalseite der Tibia (Area intercondylaris posterior) zur lateralen Fläche des medialen Femurkondylus zieht. Es ist im distalen Drittel mit der dorsalen Kapsel in enger Verbindung.

Das hintere Kreuzband besteht aus 2 Teilen, einem anterolateralen und einem posteromedialen Band; letzteres ist kürzer und dicker (Abb. 11a, c). Im hinteren Bereich des lateralen Meniskus findet man häufig Verankerungsbänder, welche parallel zum hinteren Kreuzband ziehen: Lig. menisco-femorale anterius (Humphrey) und Lig. menisco-femorale posterius (Wrisberg) (Abb. 10). Das Humphrey- und das Wrisberg-Ligament kommen fast nie zusammen vor; in etwa 30% der Fälle werden sie überhaupt nicht gefunden.

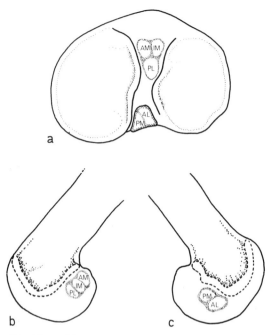

Abb. 11a–c. Die Kreuzbänder. Hinteres Kreuzband: anterolaterales *(AL)*, posteromediales *(PM)* Bündel. Vorderes Kreuzband: anteromediales *(AM)*, intermediäres *(IM)* posterolaterales *(PL)* Bündel

Funktionen des hinteren Kreuzbandes:

1) Stabilisation: Es verhindert eine Subluxation des Schienbeinplateaus nach dorsal. Gemeinsam mit dem Streckapparat blockiert es das Vorwärtsgleiten des Femurs am fixierten Schienbein während der Standphase, sowie beim Gehen und Laufen.
2) Koordination des Roll-Gleit-Vorganges.

Bei Außenrotation entspannen sich die Kreuzbänder, bei Innenrotation werden sie angespannt. Innenrotation strafft das hintere Kreuzband und stabilisiert das Knie, da sich die Gelenkflächen einander nähern.

Menisken

Die Menisken (Abb. 10) sind Faserknorpelkörper, die einen peripheren Ansatz am Kapselband haben; von dort erfolgt auch die Ernährung der Meniskusbasis.

Der mediale Meniskus ist größer und C-förmig, während der laterale Meniskus kleiner und mehr rund ist. Beide Menisken haben ihre tibiale Verankerung im Bereich von Vorder- und Hinterhorn in der Area intercondylaris anterior und posterior. Das Hinterhorn des lateralen Meniskus hat eine zusätzliche Verankerung in den Ligg. menisco-femorale anterius (Humphrey) und/oder posterius (Wrisberg).

Zwischen dem hinteren Kreuzband und dem Hinterhorn des medialen Meniskus besteht keine Verbindung; zwischen den beiden Meniskusvorderhörnern besteht eine Verbindung durch das Lig. genu transversum.

Beide Menisken gleiten bei Beugung nach dorsal und bei Streckung nach ventral. Auch während der Unterschenkelrotation machen beide Menisken eine Verschiebung auf dem Tibiaplateau mit: bei Innenrotation gleitet der mediale Meniskus nach vorn, der laterale nach hinten; bei Außenrotation ist es genau umgekehrt, der mediale Meniskus gleitet nach hinten, der laterale nach vorn. Der mediale Meniskus ist weniger beweglich als der laterale und steht unter der dynamischen Kontrolle des M. semimembranosus; der laterale Meniskus wird durch den M. popliteus und durch Fasern der Bizepssehne dynamisch beeinflußt.

Funktion der Menisken: Sie bilden eine bewegliche seichte Pfanne für die Gleitflächen des Femurs, wodurch der Gelenkkontakt vergrößert und die Stabilität erhöht wird. Durch wechselnden Druck auf den Gelenkknorpel fördern sie die Diffusion. Hauptaufgabe der Menisken ist die Gewichtverteilung bei belastetem Kniegelenk.

Knöcherne Strukturen

Die Gelenkrollen des Femurs sind durch die Fossa intercondylaris getrennt und vorne durch die Facies patellaris verbunden. Die Gelenkflächen beider Kondylen sind in der Längs- wie auch in der Querrichtung von vorn nach hinten zunehmend gekrümmt. Das Tibiaplateau ist in der Mittellinie durch die Eminentia intercondylaris mit ihrem medialen und lateralen Tuberculum geteilt. Die Gelenkfläche des medialen Plateaus ist flach oder leicht konkav, während die des lateralen Plateaus konvex ist. Dorsal fällt das laterale Tibiaplateau ab, und der Gelenkknorpel setzt sich nach distal-dorsal über die hintere Plateaulippe fort. Wenn der laterale Meniskus bei Beugung durch den M. popliteus nach hinten gezogen wird, gleitet er über diesen Teil des Plateaus.

Ein wesentlicher Teil des Körpergewichts wird durch die ansteigende Eminentia intercondylaris getragen, und zwar in größerem Ausmaß, als es die flachen Gelenkflächen des Tibiaplateaus vermögen. Die ansteigenden Tubercula der Tibia passen in die Fossa intercondylaris des Femurs, was zu einer zusätzlichen Stabilisierung des Kniegelenks in Streckstellung beiträgt.

Kontrolle der Außen- und Innenrotation, Limitation der Hyperextension und -flexion

Die Außenrotation kontrollieren:
Statisch: Mediales Kapselband   Tibiales Seitenband   Hinteres Schrägband   Medialer Meniskus   Vorderes Kreuzband

Dynamisch:
 M. vastus medialis obliquus
 Pes anserinus:
     M. sartorius
     M. gracilis
     M. semitendinosus
 M. semimembranosus
 M. popliteus

Statisch:

Laterales Kapselband
Hinteres Kreuzband
Vorderes Kreuzband
Tractus iliotibialis
Lig. popliteum arcuatum

Dynamisch:

M. biceps
M. tensor fasciae latae ⎰ über den Tractus
M. glutaeus maximus ⎱   iliotibialis
M. vastus lateralis

Die Hyperextension wird limitiert durch:

Vorderes und hinteres Kreuzband
Dorsale Kapsel mit ihren Verstärkungen
beide Seitenbänder
Vorderhörner der Menisken
Kniebeugemuskulatur (in geringem Ausmaß)

Die Hyperflexion wird limitiert durch:

Hinteres Kreuzband
Vorderes Kreuzband
Hinterhörner der Menisken
Muskelbäuche des M. gastrocnemius
Streckapparat

Einteilungen der Kapsel-Band-Läsionen

Nach klinischen Gesichtspunkten unterscheidet man zwischen
Kapselbandverletzungen *ohne*
und
Kapselbandverletzungen *mit* Instabilität.

Klinische Einteilung

Kapsel-Band-Verletzung *ohne* Instabilität

Kapsel-Band-Verletzung *mit* Instabilität
    Mit *gerader Instabilität* (= in nur 1 Bewegungsebene)
    Mit *Rotationsinstabilität* (= in 2 Bewegungsebenen,
1 Komplex verletzt)
    Mit *kombinierter Instabilität* (= in 2 oder mehr Bewe-
gungsebenen, Mehrkomplexverletzung)

Einteilung nach Schweregraden

Leicht = 1 + (+) 0–5 mm
Mittel = 2 + (+ +) 5–10 mm
Schwer = 3 + (+ + +) > 10 mm

Pathologisch-anatomische Einteilung

Zerrung
Überdehnung oder Teilriß
Ruptur

Bei der klinischen Einteilung instabiler Kapsel-Bandverletzungen werden

gerade Instabilitäten,
Rotationsinstabilitäten und
kombinierte Instabilitäten

unterschieden, wobei gerade Instabilitäten einen Stabilitätsverlust in nur einer Bewegungsebene, Rotationsinstabilitäten und kombinierte Instabilitäten einen Stabilitätsverlust in zwei oder mehreren Bewegungsebenen darstellen.

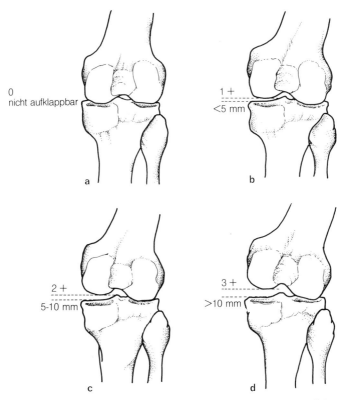

Abb. 12a–d. Schematische Darstellung der Schweregrade bei einer medialen Instabilität (rechtes Knie von dorsal gesehen)

Der Stabilitätsverlust wird in *Schweregraden* angegeben. Diese geben die geschätzte Aufklappbarkeit bzw. Verschiebbarkeit im Vergleich zur gesunden Seite an. Es werden Schweregrade von 1+ bis 3+ unterschieden; liegt keine Instabilität vor, so wird dies mit 0 bezeichnet (Abb. 12–14).

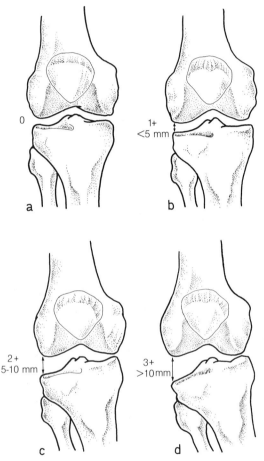

Abb. 13a–d. Schematische Darstellung der Schweregrade bei lateraler Instabilität (rechtes Knie von vorn gesehen)

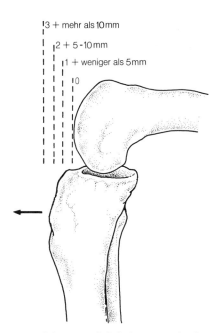

Abb. 14. Schematische Darstellung der Schweregrade bei einer ventralen Instabilität (rechtes Knie von medial gesehen)

Die früher sehr gebräuchliche pathologisch-anatomische Einteilung in *Zerrung, Überdehnung* (oder *Teileinriß*) und in *Ruptur* hat heute zwar noch ihre Richtigkeit, jedoch darf und kann diese Diagnose erst intraoperativ gestellt werden.

Folgende anatomische Klassifizierung wird heute in der Klinik angewendet; die Einteilung beschreibt

1) den Ort der Aufklappbarkeit bzw. die Richtung der Tibiaverschiebbarkeit, und
2) möglichst auch die strukturellen Veränderungen.

**Klinisch-anatomische Einteilung
der Kniegelenkinstabilitäten**

Gerade Instabilitäten
Mediale Instabilität
Laterale Instabilität
Dorsale Instabilität
Ventrale Instabilität

Rotationsinstabilitäten
Anteromediale Instabilität
Anterolaterale Instabilität
  – in Beugung
  – in endgradiger Streckung
Posterolaterale Instabilität
Posteromediale Instabilität

Kombinierte Instabilitäten
Anterolaterale/anteromediale Instabilität
Anterolaterale/posterolaterale Instabilität
Anteromediale/posteromediale Instabilität
Knieluxation

Beispiele:
Eine gerade mediale Instabilität bedeutet, daß die Tibia sich an der medialen Seite in der Frontalebene vom Femur wegbewegt (Abb. 15).
Von einer anteromedialen Rotationsinstabilität spricht man, wenn sich der mediale Schienbeinkopf um eine longitudinale Achse nach vorne dreht und sich in der Frontalebene vom Femur wegbewegt (Abb. 16).
Man unterscheidet:
frische Kapsel-Band-Läsionen, und
chronische Kapsel-Band-Läsionen.
Bei chronischen Kapsel-Band-Läsionen unterscheidet man zwischen einer *kompensierbaren* Instabilität und
einer *dekompensierten* Instabilität.

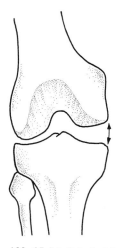
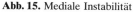
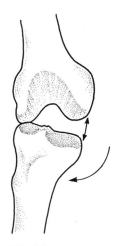

Abb. 15. Mediale Instabilität

Abb. 16.
Anteromediale Rotationsinstabilität

Bei der kompensierbaren Instabilität ist der Patient subjektiv nicht oder nur wenig behindert; er kann durch aktive Muskeltonisierung die Bandinsuffizienz ausgleichen.

Bei der dekompensierten Instabilität ist das nicht möglich; es liegt eine erhebliche funktionelle Einschränkung vor.

In beiden Fällen zeigt die klinische Untersuchung eine Instabilität.

In der Praxis hat sich eine Einteilung der Kapsel-Band-Verletzungen in folgende Gruppen bewährt:

1) *frische* Kapsel-Band-Verletzungen *ohne* Instabilität;

2) *frische* Kapsel-Band-Verletzungen mit nur *geringer* Instabilität in *einer* Ebene;

3) *frische* Kapsel-Band-Verletzungen mit *starker* Instabilität in *einer* Ebene bzw. Instabilität in *zwei* oder *mehreren* Ebenen;

4) *chronische kompensierbare* Instabilität;

5) *chronische dekompensierte* Instabilität.

23

Definition der Bandinstabilität

Abnorme Seiten- und/oder Rotationsverschiebbarkeit des Schienbeinplateaus gegenüber den Femurkondylen, die in einer oder mehreren Achsen der Bewegung auftritt und ein *funktionelles Defizit* zur Folge hat.

Das Ausmaß der Funktionseinschränkung ist der Schlüssel zur Beurteilung der Kniebandinstabilität.

„Distorsion des Kniegelenkes"

Dies kann weder als Diagnose gelten, noch ist dadurch eine genügende Beschreibung des Unfallmechanismus gegeben.

Unfallmechanismus

Die Kenntnis des Verletzungsablaufs ist für die Diagnostik äußerst wertvoll. Art und Ausmaß der Läsion sind abhängig von Richtung, Dauer und Stärke der Gewalteinwirkung, sowie von der jeweiligen Gelenkstellung während der Verletzung. Die Gewalteinwirkung kann in einer oder mehreren Ebenen erfolgen.

Typische Unfallmechanismen sind:

Valgus-Außenrotations-Flexions-Trauma: eine pathodynamische Sequenz führt zur Läsion des medialen Kapselbandes, des tibialen Seitenbandes und des hinteren Schrägbandes, evtl. auch des vorderen Kreuzbandes, und ruft so eine anteromediale Rotationsinstabilität hervor.

Ein Varus-Innenrotations-Flexions-Trauma verursacht eine anterolaterale Rotationsinstabilität in Beugestellung.

Eine posterolaterale Rotationsinstabilität wird meist durch eine direkte traumatische Einwirkung auf den außenrotierten Schienbeinkopf bei gebeugtem Kniegelenk verursacht.

Hyperextension des Gelenks und ein Varustrauma oder direkte Gewalteinwirkung auf den leicht innenrotierten Schienbeinkopf führen zur posteromedialen Rotationsinstabilität.

Das hintere Kreuzband kann bei Hyperextension, Hyperflexion und/oder Dorsalverschiebung des Schienbeinkopfes (Knieanpralltrauma) verletzt werden.

Das vordere Kreuzband kann – scheinbar isoliert – bei Innenrotation und Kniebeugung, Hyperextension (ohne Belastung) und Innenrotation, Innenrotation bei 10–20° Beugung und reflektorischer vorderer Schublade (Quadrizepsanspannung) und/oder bei gewaltsamer Ventralverschiebung des Unterschenkels geschädigt werden.

Diagnostik und Pathophysiologie

Nur aufgrund einer genauen Diagnose, also exakter Bestimmung der Lokalisation und des Ausmaßes der Kapsel-Band- und Kniebinnenläsion, ist es möglich, eine individuelle Therapie anzuwenden.

Diagnostische Schritte bei Kniegelenkinstabilität

Anamnese

Klinische Untersuchung:
Inspektion
Palpation
Funktionsprüfung
Stabilitätsprüfung
Spezielle Untersuchungen und
Tests für Differentialdiagnose

Röntgenuntersuchung:
Standardröntgen
„Gehaltene" Röntgenaufnahmen

Punktion

Untersuchung in Narkose

Arthrographie

Arthroskopie

Überlegungen, Voraussetzungen, Bedingungen

Überlegungen
Liegt eine Kapsel-Band-Verletzung vor? Liegt eine Instabilität vor? Welche Instabilität liegt vor?
Voraussetzungen
Kenntnis der funktionellen Anatomie Verständnis der Pathophysiologie Systematik in der Untersuchung
Bedingungen
Arzt: Zeit – Ruhe – Dokumentation
Patient: beide Beine frei – entspannte Rückenlage (Kopfpolster!)
Gute Lichtverhältnisse (Inspektion) Frei zugängliche Untersuchungsliege
Früher Untersuchungszeitpunkt bei frischen Kapsel-Band-Verletzungen
Frühe Diagnose ist der Schlüssel zum Erfolg!

Der Arzt muß für die Untersuchung ausreichend und ungestört Zeit haben.

Die Untersuchungsliege muß von drei Seiten frei zugänglich sein. Nur gute Lichtverhältnisse im Untersuchungsraum gewährleisten die regelrechte Inspektion. Immer müssen beide Beine des Patienten entkleidet sein. Die Untersuchung erfolgt in Rückenlage, wobei auf Entspannung der Muskulatur zu achten ist. Die Untersuchung darf keine unnötigen Schmerzen verursachen. Begonnen wird am gesunden Gelenk; die Beurteilung erfolgt im Seitenvergleich.

Untersuchungszeitpunkt: Der günstigste Zeitpunkt liegt unmittelbar nach dem Unfall. Später können Schmerzen, Muskelspasmen und/ oder ein Gelenkerguß die Untersuchung behindern. Bei frischen Kapsel-Band-Verletzungen ist ein möglichst früher Untersuchungszeitpunkt anzustreben. Gelenkergüsse werden punktiert, da sie durch schmerzhafte Kapselspannung die Examination behindern.

Ist eine Frühuntersuchung nicht möglich (zeitlich, Schmerzen), kann für 24–48 h ein Spaltgips angelegt werden. Die Gipsabnahme erfolgt durch den Untersucher; durch die kurzzeitige Ruhigstellung sind schmerzhafte Muskelspasmen geschwunden und die Gelenkprüfung ist erleichtert.

Letzte Sicherheit gibt jedoch oft nur die Untersuchung in Narkose.

Dokumentation: Die Verwendung eines Untersuchungsbogens gewährleistet eine systematische und vollständige Prüfung. Überdies stellt eine gute Dokumentation die Voraussetzung für eine spätere vergleichende Nachkontrolle dar.

Anamnese

Einer detaillierten Anamnese und der genauen Kenntnis des Unfallmechanismus kommen große Bedeutung zu, da oft schon dadurch eine Verdachtsdiagnose gestellt werden kann.

Zuerst läßt man den Patienten seine Krankengeschichte und den Unfallhergang erzählen.

Dann versucht man, mit gezielten Fragen die folgenden Punkte herauszuarbeiten:

- Hatte der Patient schon früher eine Knieverletzung oder eine andere Verletzung der unteren Extremitäten, oder leidet er unter Störungen des Bewegungsapparates (Achsenabweichung, allgemeine Bindegewebsschwäche oder neurologische Ausfälle)?
- Sind die Beschwerden als Folge eines Unfalls aufgetreten? Wenn ja, wie ist der Unfall passiert (Unfallmechanismus)?
- Traten als Folge des Unfalls Schmerzen auf? Wenn ja, traten diese Schmerzen sofort oder verzögert auf? (Auf die Schmerzlokalisation achten!)
- War das Unfallereignis mit einem hörbaren Geräusch verbunden?
- Lag ein Gefühl der Verrenkung, des plötzlichen Nachgebens, der Blockierung oder Instabilität vor?

28

Anamnese
Frühere Knieverletzung Andere Verletzung/Erkrankung des Bewegungsapparates
Unfallmechanismus Auftreten von Schmerzen Schmerzlokalisation Hörbares Geräusch während des Unfalls Gefühl der Blockierung/Verrenkung/Instabilität Gehfähigkeit nach dem Unfall Sportfähigkeit nach dem Unfall Auftreten von Schwellung/Blutunterlaufung Vorbehandlung
Behinderung im Alltag Behinderung beim Sport Schwierigkeiten beim Treppensteigen Laufen auf unebenem Boden Steckenbleiben/Einklemmungen Schnappen/Reibegeräusche bei Bewegung Kraftlosigkeit/plötzliches Nachgeben Auftreten von rezidivierenden Ergüssen

– Konnte der Patient nach dem Unfall von selbst aufstehen und gehen?
– Falls es sich um eine Sportverletzung handelte, konnte oder wollte der Patient den Sport weiter ausüben?
– Ist eine lokale Schwellung, Blutunterlaufung oder ein Erguß aufgetreten? Wenn ja, zu welchem Zeitpunkt?
– Hatte (bei länger zurückliegendem Unfall) bereits eine Vorbehandlung (Punktion, Ruhigstellung, evtl. Operation) stattgefunden?

Bei Fällen mit chronischer Knieinstabilität müssen zusätzlich folgende Gesichtspunkte beachtet werden:
– Wieweit liegt eine Behinderung im Alltag vor?
– Ist Sportfähigkeit noch gegeben?

- Bereitet Treppensteigen dem Patienten Schwierigkeiten?
- Kann der Patient auf unebenem Boden laufen?
- Sind bei der Bewegung des Kniegelenks Reibegeräusche oder ein Schnappen oder Knacken hörbar?
- Hat der Patient manchmal das Gefühl der spontanen Kraftlosigkeit oder der Unsicherheit im Kniegelenk, oder hat er den Eindruck, daß das Knie plötzlich nachgibt („aushaken", „weggehen", „giving way")?
- Treten rezidivierende Ergüsse auf? Wie häufig?

Klinische Untersuchung

Die klinische Untersuchung gliedert sich in Inspektion, Palpation, Funktionsprüfung, Stabilitätsprüfung und spezifische Untersuchung auf Differentialdiagnosen.

Inspektion

Die Inspektion berücksichtigt zuerst den Gang des Patienten, ob er hinkt, ob er das Kniegelenk belasten kann; verwendet er einen Stock oder Stützkrücken? Wird das Knie in der Standphase durchgestreckt? Ist Einbeinstand möglich bzw. treten dabei Schmerzen auf? Ist das Gelenk überstreckbar? Wird es beim Vorschwingen gebeugt? Sodann müssen Achsenabweichungen und Fehlstellungen erfaßt werden: Genu varum oder valgum, Genu recurvatum oder flexum; Stand und Form sowie abnorme Beweglichkeit der Patella, Achse des Streckapparates und Rotationsstellung der Tibia.

Eine Schwellung des Kniegelenks kann durch eine diffuse paraartikuläre Schwellung oder einen intraartikulären Erguß bedingt sein. Leichte Schwellungen sind besser zu sehen als zu palpieren. Ein rasch auftretender Gelenkerguß (meist Hämarthros) verursacht durch die pralle Ausfüllung des Recessus superior eine Schwellung, welche die Patella hufeisenförmig von kranial umfaßt. Ein chronischer Erguß (synovialer Reizerguß) oder eine diffuse periartikuläre Schwellung führen zu einer spindelförmigen Verdickung des Gelenkes. Umschriebene Ödeme oder Hämatome sind druckschmerzhafte Vorwöl-

Inspektion

Gang:

Hinken
Schonung des Gelenkes
Stock/Stützkrücken
Möglichkeit des Einbeinstandes
Freies Strecken/Überstrecken in Standphase
Freie Beugung in Schwungphase

Achsenabweichung/Fehlstellungen:

Genu varum, valgum, recurvatum, flexum
Patella: Stand, Form, abnorme Beweglichkeit
Achse des Streckapparates
Rotationsstellung der Tibia

Schwellung:

Diffuse paraartikuläre Schwellung
Intraartikulärer Erguß
Umschriebene Ödeme/Hämatome

Muskulatur:

Atrophie

Narben

bungen und stellen einen wichtigen Hinweis für die Lokalisation der Kapsel-Band-Läsion dar.

Bei chronischen Kniebandinstabilitäten hat die Inspektion eine Muskelatrophie zu beachten. Die Quadrizepsprüfung erfolgt in Ruhe und bei Kontraktion der Muskulatur. Besonderes Augenmerk gilt einer Atrophie oder Dysplasie des M. vastus medialis obliquus. Die Muskelatrophie wird anhand der Umfangmaße im Seitenvergleich dokumentiert.

Vorbestehende Narben und deren Ursachen müssen erfaßt werden.

Palpation

Von enormer Wichtigkeit bei frischen Kniegelenkverletzungen ist die Beurteilung der peripheren Durchblutung. Unbedingt müssen die Beinpulse getastet werden, da in etwa 30% der Fälle im Zusammenhang mit einer Knieverrenkung eine Arterienverletzung auftritt. Sollte der geringste Verdacht einer Störung der peripheren Durchblutung bestehen, muß unbedingt eine Angiographie durchgeführt werden.

Eine paraartikuläre Schwellung oder ein intraartikulärer Erguß werden palpatorisch differenziert. Die Prüfung auf einen Gelenkerguß erfolgt durch Auspressen des oberen Recessus und Ballottement der Kniescheibe bei deren Palpation (Abb. 17 u. 18). Ein intraartikulärer Erguß kann ein Hämarthros oder ein posttraumatischer seröser Erguß sein. Ein rasches Auftreten unmittelbar nach dem Unfall spricht für einen Hämarthros.

Ursachen eines traumatischen Hämarthros können sein: eine vordere Kreuzbandruptur, eine osteochondrale Fraktur, ein peripherer Meniskusriß oder eine inkomplette Kapsel-Band-Läsion, aber auch Verletzungen der Kniegelenkumgebung, wie z. B. der Abriß des M. vastus medialis obliquus mit Eröffnung des oberen Recessus.

Das Fehlen eines Hämarthros schließt die Schädigung des Kapsel-Band-Apparates nicht aus, da sich bei ausgeprägten Zerreißungen der dorsalen Kapselanteile der Hämarthros häufig in die umgebenden Weichteile entleert („trockenes Kniegelenk"). Dieses Hämatom kann entlang der Muskelfaszien die gesamte Wade bis zur Ferse infiltrieren.

Die posttraumatische Synovitis mit serösem Erguß zeigt sich erst Stunden nach dem Ereignis als Reaktion auf eine stumpfe Kniegelenkverletzung.

Palpation von lokalisierten Schmerzpunkten: Nach Angabe des Patienten werden die Schmerzstellen vorsichtig palpiert und den anatomischen Strukturen zugeordnet (Gelenkspalt, Kapsel-Band-Apparat, Sehnen, Bursae usw.). Isolierte starke Druckschmerzen weisen auf die Lokalisation der Verletzung hin.

Prüfung der Kontinuität von Bändern und Sehnen: Neben der Prüfung auf umschriebene Schmerzen, entsprechend dem anatomischen

Palpation
Periphere Durchblutung: Gefäßläsion bei Knieluxation – Angiographie *Schwellung:* Paraartikulär: diffus lokalisiert Intraartikulär: seröser Synovialerguß Hämarthros (cave: „trockenes Kniegelenk") *Umschriebene Schmerzpunkte:* Alle Strukturen abtasten (Lokalisation der Läsion) *Kapsel-Band-Strukturen, Muskeln und Sehnen:* Kontinuität *Kapsel:* Schwellung, Druckschmerz (Synovitis) *Schleimbeutel:* Druckschmerz, Vergrößerung *Freie Gelenkkörper* *Muskulatur:* Tonus, Spasmen, Atrophie/Ansatz des M. vastus medialis obliquus *Reflex atrophie* *Fettkörper:* Vergrößerung, Adhärenz *Hauttemperatur* *Narben:* *Schmerzhaft Rotation* Druckschmerz, Adhärenz

Verlauf aller Strukturen, wird die Kontinuität der Bänder und Sehnen palpatorisch geprüft (Abb. 19).
Die digitale Untersuchung der Femurkondylen kann Knorpelrandläsionen und Osteophyten erfassen, die Palpation der Tibiakondylen

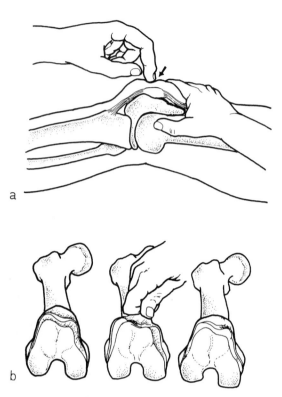

a

b

Abb. 17a, b. Prüfung eines intraartikulären Ergusses (s. Text). **a** Ballottement der Patella. **b** Bei Druck auf die Patella wölbt sich der Recessus seitlich vor

deckt Ausrisse des tibialen Kapselbandes auf. Neben den Patellafacetten wird die Plica medio- und suprapatellaris palpiert (nicht der Knorpel ist schmerzhaft, sondern die reaktive Synovitis!).

Indurationen und Verdickungen der Kapsel, geschwollene Schleimbeutel (Abb. 20), freie Körper sowie Tonuserhöhungen und Spasmen können mittels Palpation aufgespürt werden. Auch Atrophien, besonders im Bereich des M. vastus medialis obliquus, werden erfaßt. Ebenso muß der infrapatellare Fettkörper auf Vergrößerung, Adhärenz und Schmerzempfindlichkeit untersucht werden (Abb. 21).

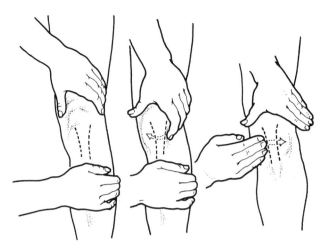

Abb. 18. Prüfung eines intraartikulären Ergusses geringen Ausmaßes

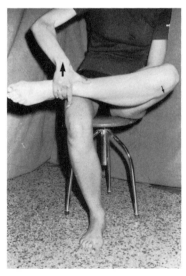

Abb. 19. Palpation des fibularen Seitenbandes. In dieser Stellung spannt sich das fibulare Seitenband an und läßt sich gut palpieren *(kleiner Pfeil)*

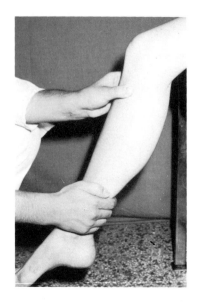

Abb. 20.
Palpation der Bursa anserina

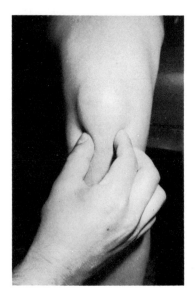

Abb. 21. Palpation des
infrapatellaren Fettkörpers

Geringe lokale Überwärmung des Gelenkes kommt manchmal bei einer Kapsel-Band-Läsion vor. Ist die Überwärmung jedoch stärker, so deutet dies auf eine Synovitis hin.

Vorbestehende Narben müssen auf ihre Verschiebbarkeit gegenüber tieferliegenden Strukturen und auf ihre Schmerzhaftigkeit (Neurinom!) untersucht werden.

Funktionsprüfung

Im Rahmen der Funktionsprüfung hat bei allen Untersuchungen der unteren Extremität als erstes die Prüfung der motorischen und sensiblen Nervenfunktion zu erfolgen.

Funktionsprüfung

Nerven:
Motorische und sensible Funktion der unteren Extremität

Bewegungsumfang:
Aktiv und passiv
Seitenvergleich
Bewegungseinschränkung, Überstreckbarkeit, Schmerzen
Gelenkgeräusche: Knacken, Knirschen
Pathologische Bewegungsphänomene: Blockaden, Schnappen, Springen

Belastbarkeit:
Einbeinstand, einbeiniges Kniebeugen

Rotation des Unterschenkels:
Prüfung der Außen- und Innenrotation bei 60°- und 90°-Beugung

Prüfung der Nachbargelenke

Prüfung der Muskulatur:
Funktion, Kraft, Kontinuität

Danach wird die aktive und passive Beweglichkeit des Kniegelenks beurteilt. Der Bewegungsumfang wird bei frischen Bandverletzungen nur bis zur Schmerzgrenze geprüft. Bewegungsumfang, schmerzhafte Bewegungseinschränkungen und Blockaden müssen registriert und mit der gesunden Seite in Korrelation gebracht werden, desgleichen auftretende Gelenkgeräusche oder pathologische Bewegungsphänomene. Oft kann ein Schnappen oder Springen bei passiver Streckung aus maximaler Beugung heraus und in unterschiedlichen Rotationsstellungen provoziert werden.

Auf eine etwaige Überstreckbarkeit ist zu achten; ebenso ist die Belastbarkeit (Einbeinstand, einbeiniges Kniebeugen) des Gelenkes zu beurteilen.

Die Rotation des Unterschenkels bei 60°- und 90°-Beugung muß geprüft werden. Ist diese gegenüber der Vergleichsseite vergrößert, so liegt eine Läsion der rotationshemmenden Strukturen vor.

Die Funktion der Nachbargelenke muß überdies untersucht werden.

Die das Kniegelenk umspannenden Muskelgruppen werden auf ihre Funktion, Kraft sowie Kontinuität geprüft. Auch das eventuelle Vorliegen einer Muskelhernie ist zu beachten.

Die Abb. 22–29 zeigen diese Muskelgruppen in schematischer Darstellung und deren Funktionsprüfung.

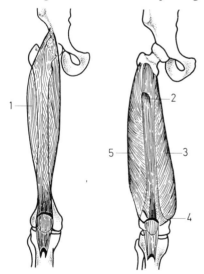

Abb. 22. Schematische Darstellung des M. quadriceps femoris. *1* = M. rectus femoris, *2* = M. vastus intermedius, *3* = M. vastus medialis, *4* = M. vastus medialis obliquus, *5* = M. vastus lateralis

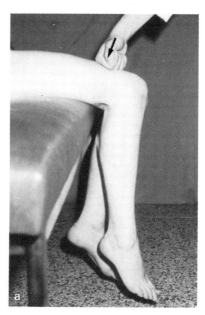

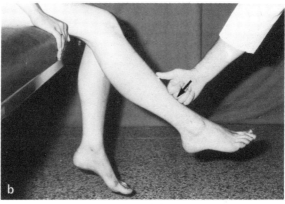

Abb. 23a, b. Prüfung des M. quadriceps femoris. **a** Beugen in der Hüfte gegen Widerstand bei sitzendem Patienten, Beurteilung des M. rectus femoris. **b** Strecken im Kniegelenk gegen Widerstand; besonders in endgradiger Streckung werden der M. vastus medialis und der M. vastus medialis obliquus geprüft. Bei liegendem Patienten prüft man den ganzen M. quadriceps femoris (s. Abb. 33)

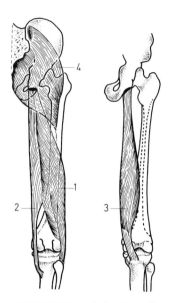

Abb. 24. Schematische Darstellung des M. biceps femoris *(1)*, des M. semitendinosus *(2)*, M. semimembranosus *(3)* und M. glutaeus maximus *(4)*

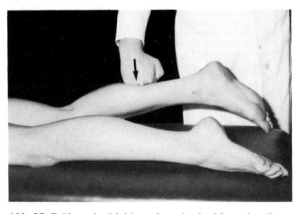

Abb. 25. Prüfung des M. biceps femoris, des M. semitendinosus und des M. semimembranosus. Kniebeugung gegen Widerstand; bei Außenrotation des Unterschenkels wird der M. biceps femoris, bei Innenrotation der M. semitendinosus und M. semimembranosus geprüft

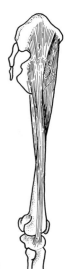

Abb. 26. Schematische Darstellung des M. tensor fasciae latae

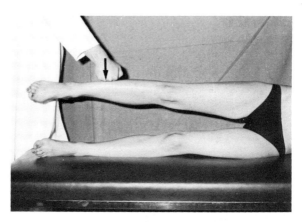

Abb. 27. Prüfung des M. tensor fasciae latae. Abduktion in der Hüfte gegen Widerstand

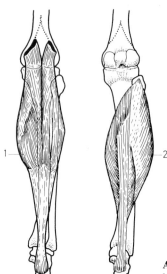

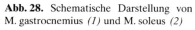

Abb. 28. Schematische Darstellung von M. gastrocnemius *(1)* und M. soleus *(2)*

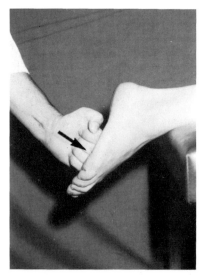

Abb. 29. Prüfung des M. gastrocnemius und M. soleus. Plantarflexion gegen Widerstand

Stabilitätsprüfung

Es ist stets am unverletzten Kniegelenk zu beginnen, und der Patient über die jeweiligen Untersuchungsschritte zu informieren. Erst danach prüft man das verletzte Gelenk auf Instabilitäten.

Die Untersuchung muß vorsichtig und mit langsam zunehmender Intensität erfolgen. Brüske Bewegungen bereiten dem Patienten Schmerzen, die Kooperation wird gefährdet.

Art und Grad der Instabilität werden im Seitenvergleich geprüft. Die klinische Instabilität wird in 3 Grade unterteilt, wobei eine geschätzte Aufklappbarkeit von 0–5 mm als 1+ (+), von 5–10 mm als 2+ (++), und über 10 mm als 3+ (+++) bezeichnet wird – eine Einteilung, die auch für die Dokumentation und die Kontrolluntersuchung wichtig ist (s. Abb. 12–14).

Neben der Schmerzhaftigkeit muß bei der Aufklappbarkeit und/oder Verschiebung der Anschlag beurteilt werden, z. B. fest und hart, oder weich und federnd, oder nicht vorhanden.

Vor der Stabilitätsprüfung werden Standardröntgenaufnahmen in 2 Ebenen angefertigt, um ossäre Veränderungen zu diagnostizieren.

Stabilitätsprüfung

Mit gesunder Seite beginnen

Seitenvergleich

Vorsichtig, mit langsam zunehmender Intensität

Vorher Standardröntgenaufnahmen zum Frakturausschluß

Beurteilt werden:

Art der Instabilität
Schweregrad: 1+ (+) 0–5 mm
            2+ (++) 5–10 mm
            3+ (+++) > 10 mm

Schmerzhaftigkeit

Anschlag: fest und hart
         weich und federnd
         nicht vorhanden

Zur Klassifikation ist eine Reihe von Tests notwendig.

Tests zur Stabilitätsprüfung

Prüfung des Streckapparates

Abduktionstest:
Bei Streckung bis zum Anschlag, bei 30° Beugung

Adduktionstest:
Bei Streckung bis zum Anschlag, bei 30° Beugung

Prüfung der vorderen Schublade:
Test der vorderen Schublade
Test der Rotationsschublade
Lachman-Test

Tests zur Prüfung der anterolateralen Rotationsinstabilität in endgradiger Streckung bei vorderer Kreuzbandinsuffizienz:
Test nach Mac Intosh, Hughston, Slocum, Losee
Überkreuzungstest

Prüfung der hinteren Schublade:
Spontane hintere Schublade
Test der hinteren Schublade (in verschiedenen Rotations-
stellungen)

Prüfung der Rotation:
Außenrotation
Innenrotation
(jeweils in unterschiedlichen Beugestellungen)

Überstreckungstest

Außenrotationsüberstreckungstest

Entgegengesetztes Pivot-shift-Phänomen bei Außenrotation

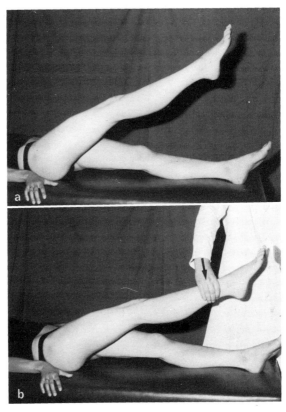

Abb. 30a, b. Prüfung der Streckfunktion **(a)** auch gegen Widerstand **(b)**

Prüfung des Streckapparates

Der Patient hebt das gestreckte Bein, auch gegen Widerstand, von der Unterlage (Abb. 30).

Im Rahmen der Prüfung von Stellung und Verschiebbarkeit der Patella sind eine Subluxationsstellung sowie eine abnorme aktive (bei Beugung und Streckung des Kniegelenks) und/oder passive seitliche Verschiebbarkeit der Patella zu prüfen und zu beurteilen (Abb. 31). Die Seitenverschiebbarkeit der Patella ist mit und ohne Quadrizeps-

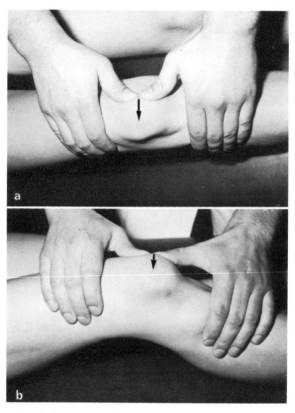

Abb. 31 a, b. Prüfung der Patellaverschiebung mit und ohne Muskelanspannung (Quadrizepsfunktion)

anspannung zu prüfen, besonders bei Tonisierung des M. vastus medialis obliquus.

Abduktionstest

Bei Rückenlage des Patienten wird die mediale Seiteninstabilität zuerst bei voller Streckung oder Überstreckung im Seitenvergleich geprüft (Abb. 32); liegt ein verletzungsbedingtes Streckdefizit (Schonhaltung) vor, wird in dieser Stellung untersucht.

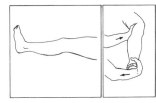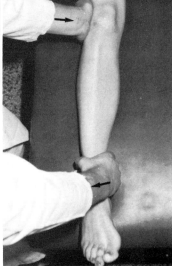

Abb. 32. Mediale Instabilität bei Streckung bis zum Anschlag

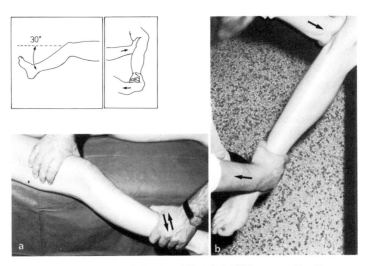

Abb. 33. Prüfung der medialen Instabilität bei 30°-Beugung. Zur Entspannung liegt der Oberschenkel auf der Liege **(a)**, das Gelenk kann durch Bewegungen entspannt und medial und lateral geprüft werden **(b)**

Danach wird die Seitenstabilität bei 30°-Beugung geprüft (Abb. 33), wobei diese Prüfung sowohl bei Außenrotation als auch bei Innenrotation des Unterschenkels erfolgt; eine etwaige Zunahme der Instabilität zwischen Innen- und Außenrotation muß vermerkt werden.

Die Prüfung der Seitenstabilität erfolgt vorteilhaft nach folgender Methode: Der Patient nimmt eine entspannte Rückenlage ein, das Bein wird im Hüftgelenk abduziert, so daß der Oberschenkel entspannt auf dem Untersuchungsbett aufliegt. Der freihängende Un-

---

Abduktionstest

(Prüfung medialer Strukturen)
Bei Streckung bis zum Anschlag
Bei 30°-Beugung

---

terschenkel wird von der Hand des Untersuchers gehalten. Durch diese Technik wird die Muskulatur optimal entspannt (Abb. 33 a). Durch die klinische Beurteilung der Instabilität in der Frontalebene, sowohl in Streckstellung bis zum Anschlag als auch bei 30° gebeugtem Gelenk, sowie durch Zuordnung in Schweregrade kann auf die vorliegende Kapsel-Band-Läsion rückgeschlossen werden. In den Zeichnungen (Abb. 34–39, 42–47, 50–56) ist dies zur didaktischen Vereinfachung bewußt schematisiert.

Prinzipiell kann es sich um eine teilweise oder um eine komplette Ruptur des Bandes handeln. Die Läsion kann endständig – proximal wie distal – als knöcherner Bandausriß oder direkter Abriß vom Knochen, oder aber intraligamentär gelegen sein. Der besseren Übersicht wegen sind die Läsionen in den Zeichnungen als intraligamentäre Ruptur dargestellt.

Abduktionstest bei Streckung bis zum Anschlag:

1) Ergebnis: medial 0–5 mm (1+) aufklappbar (Abb. 34)
   Läsionen: hinteres Schrägband
             evtl. medialer Meniskus
             teilweise oder überdehnt tibiales Seitenband.

2) Ergebnis: medial 5–10 mm (2+) aufklappbar (Abb. 35)
   Läsionen: hinteres Schrägband
             mediales Kapselband
             evtl. medialer Meniskus
             tibiales Seitenband
             evtl. vorderes Kreuzband.

3) Ergebnis: medial mehr als 10 mm (3+) aufklappbar (Abb. 36)
   Läsionen: hinteres Schrägband
             mediales Kapselband
             evtl. medialer Meniskus
             tibiales Seitenband
             vorderes Kreuzband
             hinteres Kreuzband (bei massiver Aufklappbarkeit).

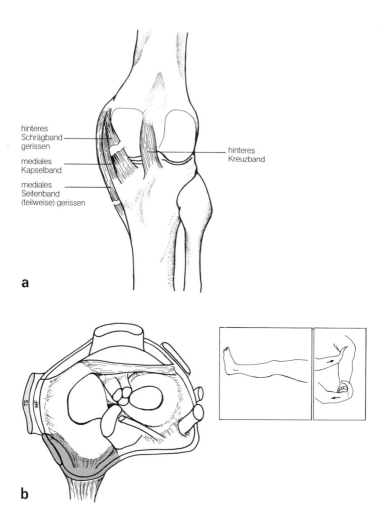

hinteres
Schrägband
gerissen

mediales
Kapselband

mediales
Seitenband
(teilweise) gerissen

hinteres
Kreuzband

a

TS

MF

b

Abb. 34a, b. Mediale Instabilität 1+ bei Streckung bis zum Anschlag

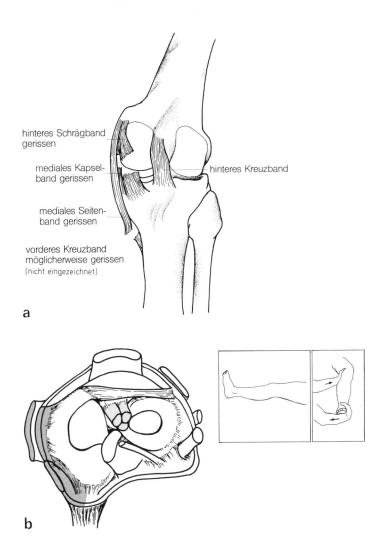

hinteres Schrägband
gerissen

mediales Kapsel-
band gerissen

mediales Seiten-
band gerissen

vorderes Kreuzband
möglicherweise gerissen
(nicht eingezeichnet)

hinteres Kreuzband

a

b

Abb. 35 a, b. Mediale Instabilität 2 + bei Streckung bis zum Anschlag

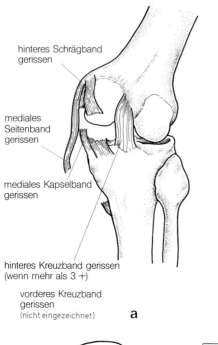

hinteres Schrägband
gerissen

mediales
Seitenband
gerissen

mediales Kapselband
gerissen

hinteres Kreuzband gerissen
(wenn mehr als 3 +)

vorderes Kreuzband
gerissen
(nicht eingezeichnet)

a

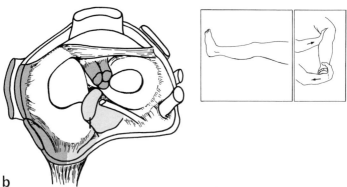

b

Abb. 36a, b. Mediale Instabilität 3+ bei Streckung bis zum Anschlag

Abduktionstest bei 30°-Beugung:

1) Ergebnis: medial 0–5 mm (1+) aufklappbar (Abb. 37)
   Läsionen: mediales Kapselband (mittleres Drittel)
             evtl. medialer Meniskus.

2) Ergebnis: medial 5–10 mm (2+) aufklappbar (Abb. 38)
   Läsionen: mediales Kapselband
             tibiales Seitenband
             hinteres Schrägband
             evtl. medialer Meniskus.

3) Ergebnis: medial mehr als 10 mm (3+) aufklappbar (Abb. 39)
   Läsionen: mediales Kapselband
             tibiales Seitenband
             hinteres Schrägband
             evtl. medialer Meniskus
             vorderes Kreuzband.

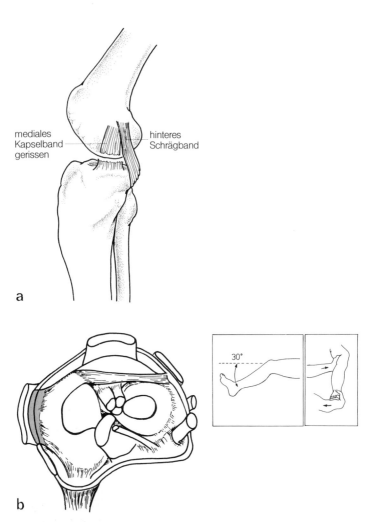

Abb. 37a, b. Mediale Instabilität 1+ bei 30°-Beugung

In the figure, labels:

mediales
Kapselband
gerissen

hinteres
Schrägband

a

b

30°

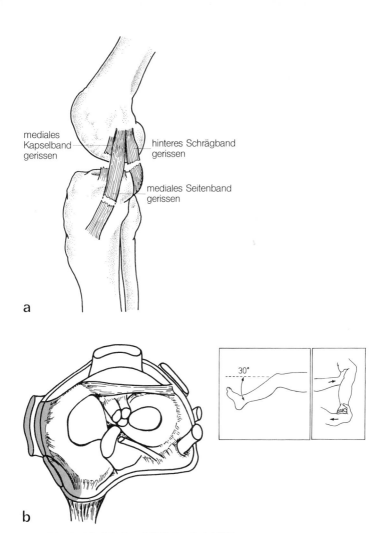

Abb. 38a, b. Mediale Instabilität 2+ bei 30°-Beugung

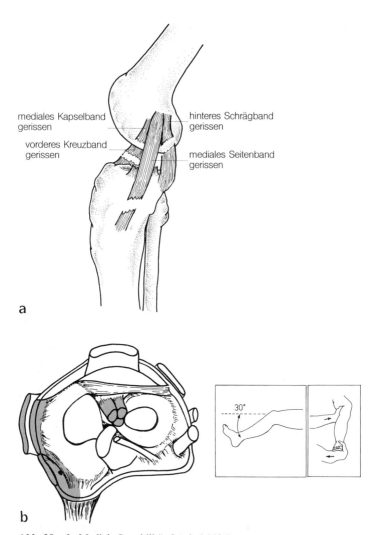

mediales Kapselband gerissen

hinteres Schrägband gerissen

vorderes Kreuzband gerissen

mediales Seitenband gerissen

a

b

30°

Abb. 39a, b. Mediale Instabilität 3+ bei 30°-Beugung

Adduktionstest

(Prüfung lateraler Strukturen)
Bei Streckung bis zum Anschlag
Bei 30°-Beugung

Die Prüfung der lateralen Seitenstabilität erfolgt mittels Adduktionstest. Dieser wird – wie der Abduktionstest – erst in Streckstellung bzw. Überstreckung (Abb. 40) und dann bei 30°-Beugung durchgeführt (Abb. 41). Die Prüfung wird bei außen- und innenrotiertem Unterschenkel vorgenommen.

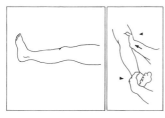
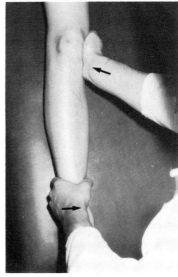

Abb. 40. Laterale Instabilität bei Streckung bis zum Anschlag

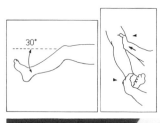
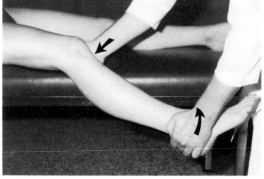

Abb. 41. Prüfung der lateralen Instabilität bei 30°-Beugung
(s. auch Abb. 33 b)

Adduktionstest bei Streckung bis zum Anschlag:

1) Ergebnis: lateral 0–5 mm (1+) aufklappbar (Abb. 42)
   Läsionen: Lig. popliteum arcuatum
             laterales Kapselband
             evtl. lateraler Meniskus
             teilweise oder überdehnt fibulares Seitenband.

2) Ergebnis: lateral 5–10 mm (2+) aufklappbar (Abb. 43)
   Läsionen: Lig. popliteum arcuatum
             laterales Kapselband
             evtl. lateraler Meniskus
             fibulares Seitenband
             Sehne des M. popliteus.

3) Ergebnis: lateral mehr als 10 mm (3+) ausklappbar (Abb. 44)
   Läsionen: Lig. popliteum arcuatum
   laterales Kapselband
   evtl. lateraler Meniskus
   fibulares Seitenband
   Sehne des M. popliteus
   Tractus iliotibialis
   vorderes Kreuzband
   evtl. hinteres Kreuzband (bei massiver Aufklappbarkeit).

Adduktionstest bei 30°-Beugung:

1) Ergebnis: lateral 0–5 mm (1+) aufklappbar (Wichtig: Beurteilung immer im Seitenvergleich, denn geringe laterale Aufklappbarkeit ist physiologisch) (Abb. 45)
   Läsionen: laterales Kapselband (mittleres Drittel)
   evtl. lateraler Meniskus
   teilweise oder überdehnt fibulares Seitenband.

2) Ergebnis: lateral 5–10 mm (2+) aufklappbar (Abb. 46)
   Läsionen: laterales Kapselband (mittleres Drittel)
   evtl. lateraler Meniskus
   Tractus iliotibialis
   teilweise oder überdehnt fibulares Seitenband.

3) Ergebnis: lateral mehr als 10 mm (3+) aufklappbar (Abb. 47)
   Läsionen: laterales Kapselband
   evtl. lateraler Meniskus
   Tractus iliotibialis
   fibulares Seitenband
   Lig. popliteum arcuatum
   Sehne des M. popliteus.

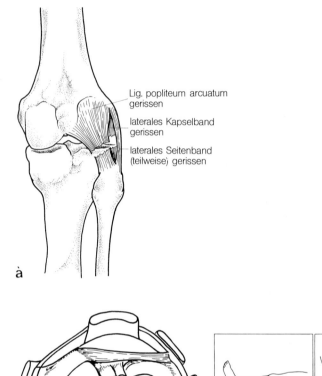

Lig. popliteum arcuatum
gerissen

laterales Kapselband
gerissen

laterales Seitenband
(teilweise) gerissen

a

b

Abb. 42a, b. Laterale Instabilität 1+ bei Streckung bis zum Anschlag

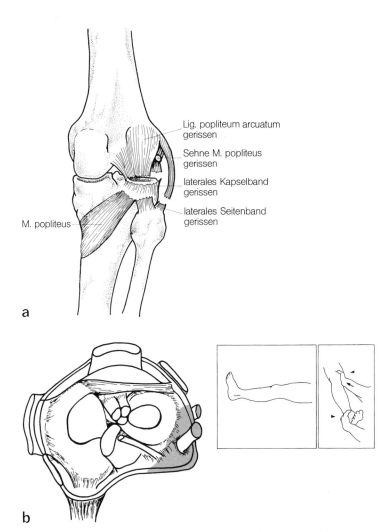

Abb. 43a, b. Laterale Instabilität 2+ bei Streckung bis zum Anschlag

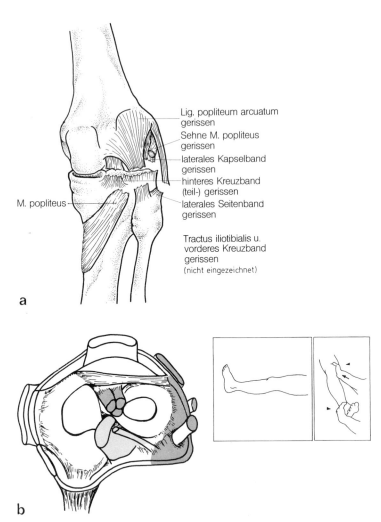

Abb. 44a, b. Laterale Instabilität 3+ bei Streckung bis zum Anschlag

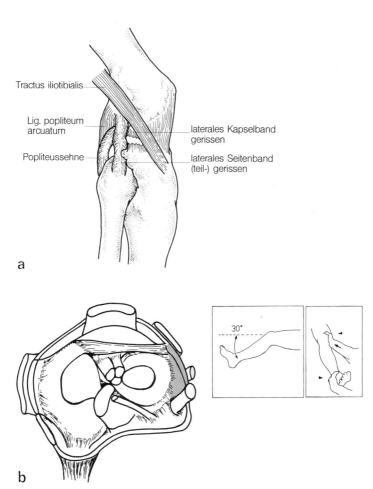

Tractus iliotibialis

Lig. popliteum
arcuatum

Popliteussehne

laterales Kapselband
gerissen

laterales Seitenband
(teil-) gerissen

a

30°

b

Abb. 45 a, b. Laterale Instabilität 1+ bei 30°-Beugung

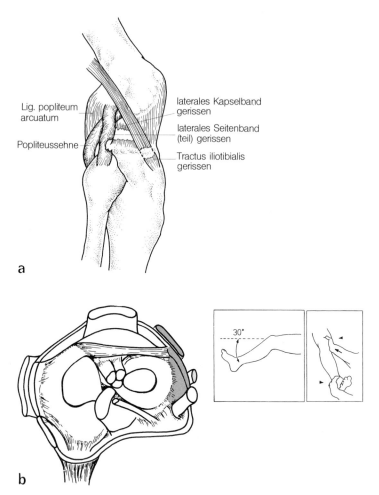

Lig. popliteum arcuatum

Popliteussehne

laterales Kapselband gerissen

laterales Seitenband (teil) gerissen

Tractus iliotibialis gerissen

a

30°

b

Abb. 46a, b. Laterale Instabilität 2+ bei 30°-Beugung

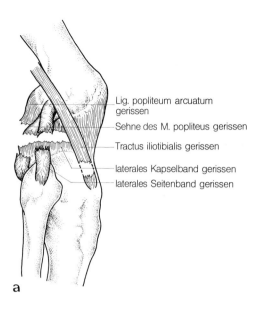

Lig. popliteum arcuatum gerissen

Sehne des M. popliteus gerissen

Tractus iliotibialis gerissen

laterales Kapselband gerissen

laterales Seitenband gerissen

a

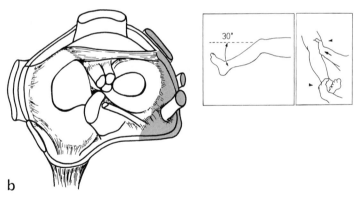

b

Abb. 47a, b. Laterale Instabilität 3+ bei 30°-Beugung

Vordere Schublade
(Schubladenphänomen mit Subluxation nach vorn)

Schublade in Neutralstellung: Der Patient liegt auf dem Rücken, das Kniegelenk wird 90° gebeugt. Der Untersucher sitzt auf dem Vorfuß

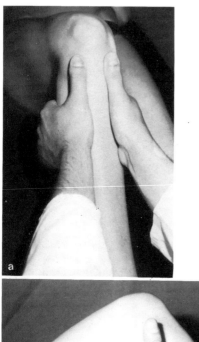

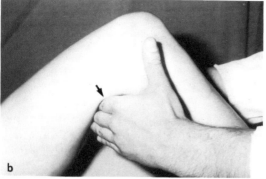

Abb. 48a, b. Prüfung des Schubladenphänomens. Der Untersucher fixiert den Vorfuß, umfaßt das Gelenk, wobei die Daumen parallel zum Kniescheibenrand liegen **(a)**, und prüft die Entspannung der Beugemuskulatur **(b)**

des Patienten, um diesen zu fixieren. Beide Hände umfassen den Schienbeinkopf des Patienten so, daß die Daumen parallel zum Lig. patellae liegen (Abb. 48a). Die Zeigefinger palpieren die Kniegelenksbeuger und prüfen deren Entspannung (Abb. 48b). Die Prüfung erfolgt durch ein wiederholtes und abwechselndes Vorwärtsziehen und Rückwärtsschieben des Schienbeinkopfes: bei positivem Test der vorderen Schublade kommt es zur passiven Subluxation des Tibiakopfes in der Sagittalebene nach vorne.

Vordere Schublade

Bei 90°-Beugung
Bei 60°-Beugung
Rotationsschublade: in Neutralstellung
                          in Außenrotation
                          in Innenrotation
Lachman-Test (bei 10°- bis 20°-Beugung)

Schublade in Rotationsstellung (Abb. 49): Die Prüfung des Schubladenphänomens in Rotationsstellung erfolgt in 30°-Außen- und 15°-Innenrotationsstellung des Unterschenkels. Es ist jedoch auch bei geringerer Rotation des Unterschenkels eine Prüfung vorzunehmen, da durch das Bestehen noch erhaltener rotationshemmender Strukturen eine Läsion bei der Prüfung in extremer Rotationsstellung maskiert werden kann.

Schublade bei 60°-Beugestellung in verschiedenen Rotationsstellungen des Unterschenkels: Da bei 90°-Beugung dem Unfallmechanismus in der Regel nicht entsprochen wird, sollte unbedingt auch in 60°-Beugestellung eine Prüfung der Schublade in den verschiedenen – hier aber nur angedeuteten – Rotationsstellungen des Unterschenkels vorgenommen werden. Das stärkere Hervortreten eines Schienbeinkopfes beweist die Instabilität.

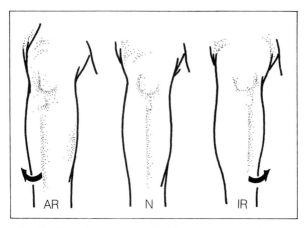

Abb. 49. Unterschenkelposition bei Prüfung der Rotationsschublade (*AR* = Außenrotation, *N* = Neutralstellung, *IR* = Innenrotation)

Test der vorderen Schublade in Neutralstellung:

1) Ergebnis: vordere gerade Schublade von 0–5 mm (1+) (Abb. 50)
   Läsionen: vorderes Kreuzband
               evtl. medialer Meniskus.

2) Ergebnis: vordere gerade Schublade von 5–10 mm (2+)
               (Abb. 51)
   Läsionen: vorderes Kreuzband
               evtl. medialer Meniskus
               teilweise oder überdehnt mediales und laterales Kapselband
               teilweise oder überdehnt tibiales und fibulares Seitenband.

3) Ergebnis: vordere gerade Schublade von mehr als 10 mm (3+)
               (Abb. 52)
   Läsionen: vorderes Kreuzband
               mediales Kapselband
               tibiales Seitenband
               evtl. medialer Meniskus; evtl. laterales Kapselband
               evtl. Tractus iliotibialis; evtl. fibulares Seitenband

68

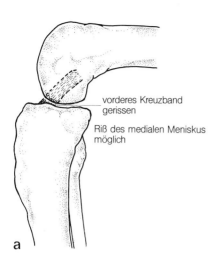

vorderes Kreuzband gerissen

Riß des medialen Meniskus möglich

a

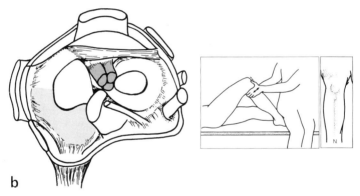

b

Abb. 50 a, b. Ventrale Instabilität 1+ in Neutralstellung

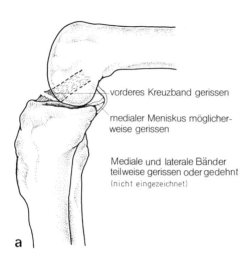

vorderes Kreuzband gerissen

medialer Meniskus möglicherweise gerissen

Mediale und laterale Bänder
teilweise gerissen oder gedehnt
(nicht eingezeichnet)

a

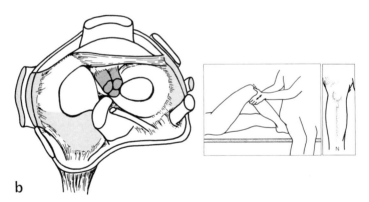

b

Abb. 51a, b. Ventrale Instabilität 2+ in Neutralstellung

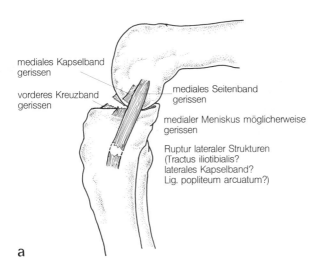

mediales Kapselband
gerissen

vorderes Kreuzband
gerissen

mediales Seitenband
gerissen

medialer Meniskus möglicherweise
gerissen

Ruptur lateraler Strukturen
(Tractus iliotibialis?
laterales Kapselband?
Lig. popliteum arcuatum?)

a

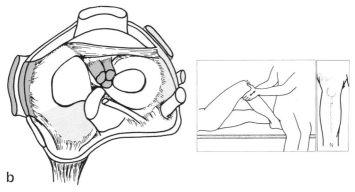

b

Abb. 52a, b. Ventrale Instabilität 3+ in Neutralstellung

Test der vorderen Rotationsschublade bei Außenrotation:

1) Ergebnis: vordere Rotationsschublade von 0–5 mm (1+), der mediale Schienbeinkopf dreht geringfügig nach vorn (Abb. 53)
   Läsionen: mediales Kapselband
   evtl. hinteres Schrägband
   evtl. medialer Meniskus.

2) Ergebnis: vordere Rotationsschublade von 5–10 mm (2+), der mediale Schienbeinkopf dreht nach vorn (Abb. 54)
   Läsionen: mediales Kapselband
   hinteres Schrägband
   evtl. Meniskusbasis
   evtl. vorderes Kreuzband.

3) Ergebnis: vordere Rotationsschublade von mehr als 10 mm (3+), der mediale Schienbeinkopf dreht nach vorn (Abb. 55)
   Läsionen: mediales Kapselband
   tibiales Seitenband
   hinteres Schrägband
   evtl. medialer Meniskus
   vorderes Kreuzband.

Test der vorderen Rotationsschublade bei Innenrotation und 90°-Beugung (Abb. 56):

Ergebnis: vordere Rotationsschublade, der laterale Schienbeinkopf dreht nach vorn (bei Innenrotation bis etwa 10° werden das vordere Kreuzband und Tractus iliotibialis geprüft), das hintere Kreuzband spannt sich bei stärkerer Innenrotation an. Um eine vordere Schublade bei Innenrotation auslösen zu können, muß das hintere Kreuzband zerrissen sein; dieser Test stellt somit eine Prüfung des hinteren Kreuzbandes dar.
Läsionen: hinteres Kreuzband
zusätzlich dorsale und seitliche Strukturen.

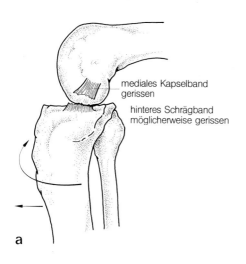

medicales Kapselband
gerissen

hinteres Schrägband
möglicherweise gerissen

a

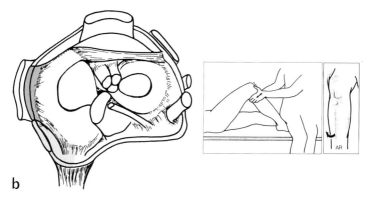

b

Abb. 53a, b. Ventrale Instabilität 1+ bei 10°- bis 15°-Außenrotation

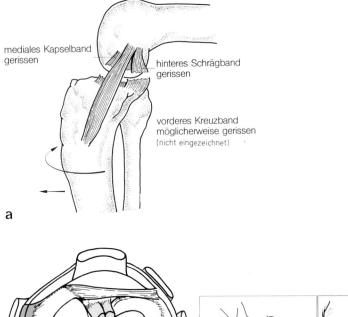

mediales Kapselband
gerissen

hinteres Schrägband
gerissen

vorderes Kreuzband
möglicherweise gerissen
(nicht eingezeichnet)

a

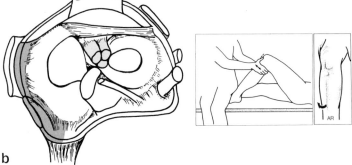

b

Abb. 54a, b. Ventrale Instabilität 2+ bei 10°- bis 15°-Außenrotation

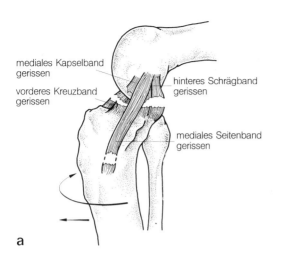

mediales Kapselband
gerissen

vorderes Kreuzband
gerissen

hinteres Schrägband
gerissen

mediales Seitenband
gerissen

a

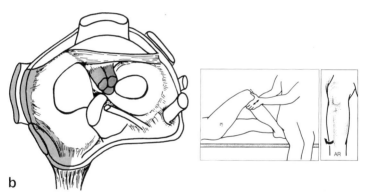

b

Abb. 55a, b. Ventrale Instabilität 3+ bei 10°- bis 15°-Außenrotation

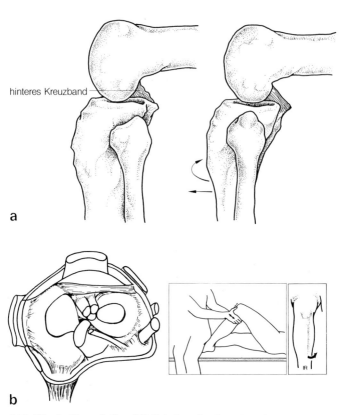

hinteres Kreuzband

a

b

Abb. 56a, b. Ventrale Instabilität bei starker Innenrotation

Lachman-Test

Die Prüfung der Schublade ist bei einem akut verletzten Knie wegen
der schmerzhaften Beugehemmung oft schwierig oder unmöglich. In
diesen Fällen hat sich der Lachman-Test bewährt: Bei diesem Test
wird ein passiv ausgelöstes Schubladenphänomen bei 10°- bis 20°-
Beugung des Kniegelenks geprüft. Dabei werden Schienbeinkopf
und Femurkondylus in der Sagittalebene gegeneinander verschoben.
Ein positiver Test beweist eine Läsion des vorderen Kreuzbandes
(Abb. 57 u. 58).

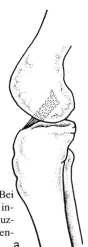
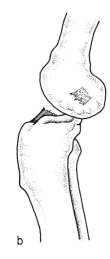

Abb. 57a, b. Lachman-Test. Bei 15- bis 20°-Beugung kann bei insuffizientem vorderen Kreuzband ein vorderes Schubladenphänomen ausgelöst werden **a**

b

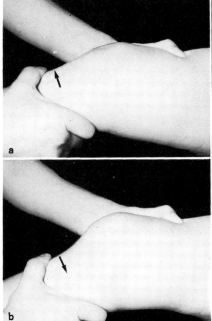
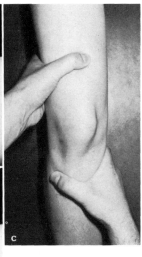

Abb. 58. Position der Hände **(c)** bei Durchführung des Lachman-Tests mit positivem Ergebnis **(a, b)**

77

Tests zur Prüfung der anterolateralen Rotationsinstabilität
in endgradiger Streckung bei vorderer Kreuzbandinsuffizienz

Bei Insuffizienz des vorderen Kreuzbandes, primärer oder sekundärer Läsion des lateralen Kapselbandes und/oder der dorsomedialen Kapselecke (die beiden letzteren sind synergistische Strukturen des vorderen Kreuzbandes), kann es unter Innenrotation und Abduktion bei endgradiger Streckung zu einer Subluxation des lateralen Tibiaplateaus nach vorne im Sinne einer anterolateralen Rotationsinstabilität kommen. Bei weiterer Beugung (30°–50°) reponiert sich der laterale Schienbeinkopf plötzlich mit fühlbarem Ruck.

Der Funktionsverlust des vorderen Kreuzbandes führt zu einer Störung des Roll-Gleit-Mechanismus; dabei wird das anfängliche reine Rollen des Femurkondylus am Tibiakondylus durch ein plötzliches Gleiten abgelöst. Dieses Phänomen wird in der amerikanischen Literatur als „lateral pivot shift" bezeichnet.

Die Untersuchung und somit die Prüfung einer Insuffizienz des vorderen Kreuzbandes bei anterolateraler Rotationsinstabilität in endgradiger Streckung kann durch mehrere Tests erfolgen: Pivot-shift-Test nach MacIntosh und Galway, Jerk-Test nach Hughston, Antero-lateral-rotatory-instability-Test nach Slocum, Losee-Test und Überkreuzungstest.

Tests zur Prüfung der anterolateralen Rotationsinstabilität in endgradiger Streckung bei vorderer Kreuzbandinsuffizienz
Pivot-shift-Test nach Mac Intosh und Galway Jerk-Test nach Hughston Antero-lateral-rotatory-instability-Test nach Slocum Losee-Test Überkreuzungstest

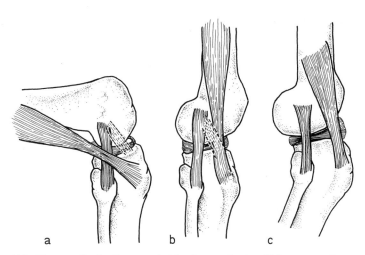

Abb. 59 a–c. a Starke Beugung bei intaktem oder insuffizientem vorderen Kreuzband: der Tractus iliotibialis läuft hinter der Flexionsachse. **b** Streckung bei intaktem oder insuffizientem vorderen Kreuzband: der Tractus iliotibialis läuft vor der Flexionsachse. **c** Geringe Beugung bei chronischer vorderer Kreuzbandinsuffizienz: durch Führungsverlust (bei Innenrotation-Abduktion) rutscht der laterale Schienbeinkopf mit dem Tractus iliotibialis nach ventral (pivot shift); bei Beugung Spontanreposition durch den Tractus

Als positives Testergebnis gilt eine Subluxation des lateralen Schienbeinkondylus bei 5°- bis 10°-Flexion und Innenrotation des Unterschenkels und eine plötzliche Reposition bei 30°- bis 50°-Beugung. Die Ursache hierfür ist der Zug des Tractus iliotibialis (Abb. 59), der sich bei gestrecktem oder leicht gebeugtem Kniegelenk vor der Flexionsachse, also vor dem Epicondylus femoris lateralis, befindet.
Bei gleichzeitiger Innenrotation der Tibia und Valgisierung im Kniegelenk subluxiert der laterale Schienbeinkopf nach vorn (Abb. 60a); bei zunehmender Beugung rutscht der Tractus iliotibialis nach dorsal und bewirkt die Reposition des lateralen Tibiakondylus (Abb. 60b). Voraussetzung für das positive Testergebnis – bei vorhandener anterolateraler Instabilität in endgradiger Streckstellung – ist ein intakter Tractus iliotibialis und ein mediales Widerlager (Kapsel-Band-Strukturen) mit geringer Insuffizienz (1 +).

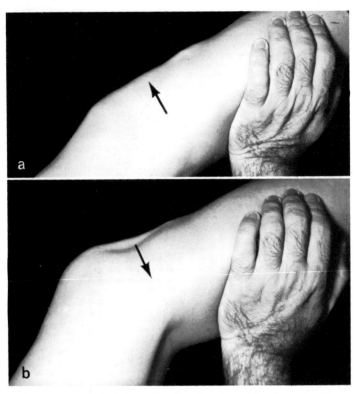

Abb. 60a, b. Subluxation bei endgradiger Streckung **(a)** und spontane Reposition bei Beugung **(b)** des lateralen Schienbeinkopfes

Während des Tests ist es nötig, den Schienbeinkondylus möglichst lange in der pathologischen Subluxationsstellung zu halten, und zwar durch Valgisierung des Beines bei forcierter Innenrotation des Unterschenkels.

Beim Test nach Slocum wird die Subluxation aus der Streckstellung durch leichte passive Beugung erzielt (Abb. 61). Beim Test nach Mac Intosh wird von der Subluxationsstellung ausgegangen und durch weitere Flexion die Reposition des Schienbeinkondylus erreicht (Abb. 62). Beim Test nach Hughston wird aus der Repositionsstellung in Flexion mit zunehmender Streckung die Subluxation herbeigeführt.

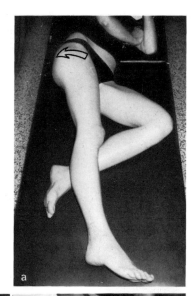

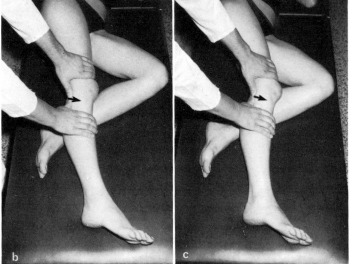

Abb. 61a–c. Test nach Slocum (s. Text)

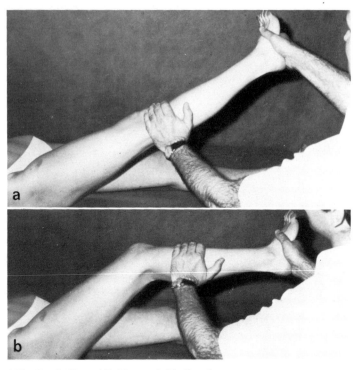

Abb. 62a, b. Pivot-shift-Test nach MacIntosh

Überkreuzungstest: Bei Patienten mit kräftiger Muskulatur kann gelegentlich der Pivot-shift- oder Jerk-Test nicht durchgeführt werden. In diesen Fällen stellt der Überkreuzungstest eine wertvolle Ergänzung des klinischen Untersuchungsganges dar.
Der Überkreuzungstest wird im Stehen durchgeführt. Der Untersucher fixiert mit seinem Fuß das verletzte Bein des Patienten am Vorfuß. Der Patient kreuzt das gesunde Bein über das fixierte, kranke Bein und dreht Oberkörper und Becken soweit wie möglich zur verletzten Seite (Abb. 63a). Durch Kontraktion des Quadrizeps kommt es am Bein, dessen Fuß fixiert wird, zur Reproduktion des lateralen Pivot-shift-Phänomens mit dem unangenehmen Gefühl für den Patienten, daß „das Knie aushaken will" (Abb. 63b). Bei muskelstar-

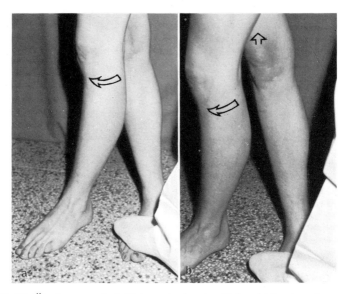

Abb. 63. Überkreuzungstest. Fixieren des kranken Beines hinter dem überkreuzenden gesunden **(a)** und plötzliches Drehen zur verletzten Seite **(b)** führt zur Quadrizepsanspannung mit Subluxation des lateralen Schienbeinkopfs (pivot shift)

ken Patienten ist dieser Test meist aussagekräftiger als die anderen Prüfungen.

Hintere Schublade (Schubladenphänomen mit dorsaler Subluxation)

Zuerst sollte in Rückenlage des Patienten, bei mittelstark gebeugtem Knie und in neutraler Rotationsstellung des Unterschenkels die Inspektion des Schienbeinkopfs erfolgen. Speziell bei länger zurückliegenden Verletzungen mit einer Ruptur des hinteren Kreuzbandes sinkt der Schienbeinkopf, bedingt durch die Schwerkraft, nach dorsal (spontane hintere Schublade) (Abb. 64).
Bei extraartikulären oder intraartikulären Schwellungen können die Gelenkkonturen verstrichen sein, so daß dies nicht leicht zu erkennen ist; seitliche Vergleichsröntgenbilder lassen jedoch die spontane dorsale Subluxation des Schienbeinkopfs erkennen.

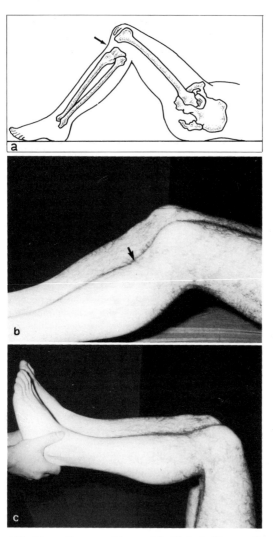

Abb. 64 a–c. Spontane hintere Schublade in Beugestellung bei Insuffizienz des hinteren Kreuzbandes

Test der hinteren Schublade: Der Test wird sowohl in Neutralstellung als auch in Außen- und Innenrotation des Unterschenkels bei 90°-Beugung des Kniegelenks durchgeführt; der Schienbeinkopf wird nach dorsal gestoßen, wodurch man das hintere Kreuzband wie auch die dorsalen Kapselstrukturen beurteilen kann.

Der Test soll zusätzlich bei 60°-Beugung in den verschiedenen Rotationsstellungen durchgeführt werden.

Hintere Schublade

Spontane hintere Schublade
Passiv bei 90°-Beugung
           60°-Beugung
in Neutralstellung
in Außenrotation
in Innenrotation

Prüfung der Rotation

Die Prüfung einer vermehrten Rotation des Unterschenkels im Kniegelenk wird bei freihängendem Unterschenkel und 90°-Beugung des Kniegelenks durchgeführt. Der Patient sitzt auf der Untersuchungsliege; beide Hände des Untersuchers umfassen den Unterschenkel im distalen Drittel und prüfen im Seitenvergleich das Ausmaß der Außen- und Innenrotation (Abb. 65).

Der Test beurteilt die Außen- bzw. Innenrotation hemmenden statischen Strukturen.

Bei vermehrter Außenrotation gegenüber der unverletzten Seite liegt eine Läsion des medialen Kapselbandes vor, häufig sind zusätzlich das tibiale Seitenband und die dorsomediale Kapsel verletzt.

Prüfung der Rotation

Außen- und Innenrotation
Passiv bei 90°-Beugung

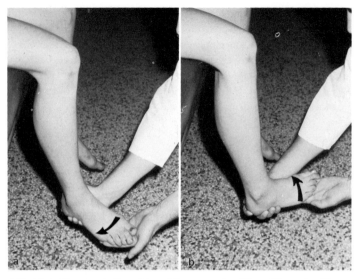

Abb. 65. Prüfen der Außen- **(a)** und Innenrotation **(b)** am hängenden Unterschenkel

Überstreckungstest

Dieser Test besteht aus zwei Teilen. Zuerst wird festgestellt, ob der Patient im Stand und beim Gehen das Gelenk aktiv überstrecken kann.

Beim zweiten Teil des Tests liegt der Patient auf dem Rücken. Durch Hochheben des Beins an den Zehen wird die Überstreckbarkeit des Kniegelenks im Seitenvergleich überprüft. Liegt beim akut verletzten Kniegelenk eine Überstreckbarkeit vor, so ist dies ein Hinweis auf eine Verletzung des vorderen Kreuzbandes (meist verdeckt durch Muskelspasmus oder Erguß); eine vermehrte Überstreckbarkeit bei einer chronischen Kniebandverletzung spricht für eine Läsion des hinteren Kreuzbandes und der dorsalen Kapsel (Abb. 66).

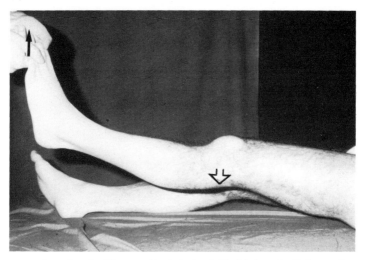

Abb. 66. Prüfen der Überstreckbarkeit durch Hochheben des Beins an den Zehen

---

Überstreckungstest

Inspektion beim Stehen und Gehen
Passives Hochheben des Beins an den Zehen bei Rückenlage des Patienten

---

Außenrotationsüberstreckungstest

Auch dieser Test wird in Rückenlage des Patienten ausgeführt. Aus
einer Beugung von etwa 10° wird das Kniegelenk maximal gestreckt
und das Ausmaß der Außenrotation des proximalen Schienbeinendes
sowie das Ausmaß der Überstreckbarkeit beurteilt (Abb. 67).

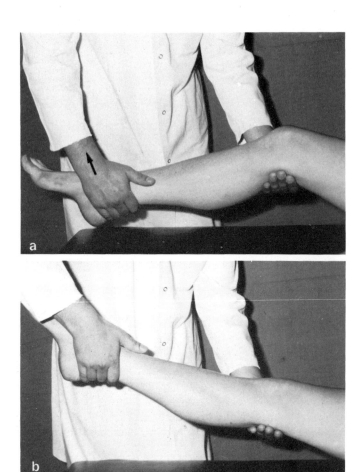

Abb. 67. Außenrotationsüberstreckungstest. Das mit einer Hand unterstützte Gelenk wird gestreckt. Bei positivem Test fällt der Tibiakopf nach außen unter gleichzeitiger Überstreckung und geringer Varusposition

Außenrotationsüberstreckungstest

Rückenlage
Aus 10°-Beugung maximal strecken
Bein an den Zehen hochheben
Beurteilt werden: Überstreckbarkeit
                      Außenrotation
                      Varusdeformität

Danach wird das Bein an den Zehen hochgehoben; zeigt sich eine
vermehrte Überstreckbarkeit so bedeutet dies, daß – bedingt durch
die Subluxation des lateralen Schienbeinkopfes nach hinten – ein
Genu recurvatum mit Varusdeformität und einer ausgeprägten Außenrotation des Schienbeinkopfs besteht (Abb. 68). Diese Instabilität wird als posterolaterale Rotationsinstabilität bezeichnet.

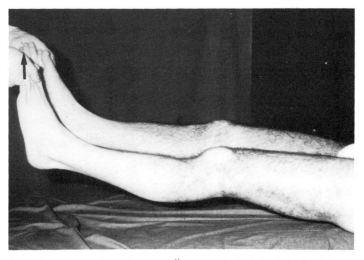

Abb. 68. Außenrotation, Varus und Überstreckbarkeit des Beins im Kniegelenk bei Hochheben an den Zehen als Zeichen der posterolateralen Instabilität

Entgegengesetztes Pivot-shift-Zeichen bei Außenrotation

Ein weiterer Test für die posterolaterale Rotationsinstabilität ist die Prüfung eines entgegengesetzten Pivot-shift-Phänomens bei außenrotiertem, abduziertem Unterschenkel. Ist der Test positiv, so springt der laterale Schienbeinkopf bei zunehmender Beugung mit einem Schnappen plötzlich in die Subluxationsstellung.

Differentialdiagnose

Die Differentialdiagnose der Kniegelenkverletzungen erfordert spezielle Untersuchungen und Tests.

Dabei ist insbesondere zu achten auf Meniskusläsionen, traumatische Knorpelschäden, Patellaluxationen und -subluxationen, Plicasyndrom, Bursitis, Osteochondrose und Osteoarthrose.

Es soll jedoch hier nicht weiter auf die Pathophysiologie der nichtligamentären Kniebinnenstrukturen eingegangen werden.

Differentialdiagnose

Meniskusläsion
Traumatischer Knorpelschaden
Patellaluxation: traumatisch
                        habituell
Patellasubluxation
Plicasyndrom
Bursitis
Osteochondrose
Osteoarthrose

Röntgenuntersuchung

Standardaufnahmen

Folgende Röntgenaufnahmen sind in jedem Fall zu machen (Abb. 69): Vergleichsaufnahmen des Kniegelenks in anterior-poste-

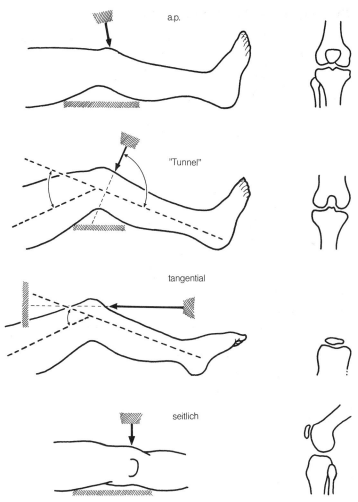

Abb. 69. Standardröntgenaufnahmen zur Untersuchung des Kniegelenks

riorem und in seitlichem Strahlengang, Tangentialaufnahmen der Patella, und intrakondyläre Aufnahmen (Tunnelaufnahmen).

Röntgenuntersuchung

Standardaufnahmen
Hinweis auf: Fraktur
knöcherne Bandausrisse (Kapselzeichen!)
Subluxationen
Patellaposition
Kapsel-Band-Verkalkungen
freie Gelenkkörper
Arthrose
Dysplasien
osteochondrale Läsionen

„Gehaltene" Röntgenaufnahmen
Bei fraglichen Instabilitäten
Bei Kindern, um Epiphysenlösungen auszuschließen
Dokumentation für Versicherungen und Gutachten

*Operationsindikation nicht aus „gehaltenen" Röntgenauf-
nahmen ableiten!*

Diese Standardaufnahmen des Kniegelenks ergeben bei frischen
Verletzungen nur im Fall eines knöchernen Ausrisses einen Hinweis
auf einen Kapselbandschaden. Überdies können sie Hinweise auf
etwaige Subluxationen und die Patellaposition liefern (Tangentialaufnahmen können oft erst nach Gelenkpunktion durchgeführt
werden).
Bei alten Verletzungen lassen sich oft Residuen der alten Kapsel-
Band-Verletzung finden (z. B. Stida-Pellegrini-Schatten).

„Gehaltene" Röntgenaufnahmen

Neben den Standardaufnahmen sind bei einer fraglichen Kapsel-
Band-Läsion „gehaltene" Röntgenaufnahmen zu empfehlen. Diese
werden, je nach Erfordernis, in Ab- und Adduktion, in Streckstellung, sowie in 30°-Beugung und beim Halten des Kniegelenks in
Schubladenposition in den verschiedenen Rotationsstellungen durchgeführt.

Bei Kindern sind „gehaltene" Röntgenaufnahmen unbedingt zu fordern, um Epiphysenlösungen differentialdiagnostisch auszuschließen.

„Gehaltene" Röntgenaufnahmen stellen zwar ein Dokument dar, sie können jedoch nicht zur Ableitung der Operationsindikation herangezogen werden, da sie eine Momentaufnahme ergeben, die von Schmerz und Muskelspannung abhängig ist.

Auf die unbedingte Forderung nach einer Angiographie bei peripheren Durchblutungsstörungen im Anschluß an eine Kniegelenkluxation sei nochmals hingewiesen.

Kniegelenkpunktion

Jeder frische traumatische Gelenkerguß muß punktiert werden, wobei diese Punktion unter absolut sterilen Bedingungen (OP-Saal) zu erfolgen hat.

Das Vorliegen eines Hämarthros spricht für eine Kniebinnenverletzung; erst nach Punktion ist durch die Verringerung der schmerzhaften Kapselspannung eine exakte Gelenkuntersuchung möglich.

Kniegelenkpunktion

Jeder frische traumatische Gelenkerguß

Aseptische Bedingungen (OP-Saal)

Intraartikulärer Erguß:

Synovialer Erguß
Hämarthros: Fettropfen sind Hinweis auf freiliegende Spongiosa (osteochrondrale Fraktur)
Cave: „Trockenes Kniegelenk"
Hämarthros immer abklären
(Arthroskopie, Arthrotomie)

Fetttropfen im Punktat weisen auf eine freiliegende Spongiosa hin (osteochondrale Frakturen!).

Es sei nochmals auf das sog. „trockene Kniegelenk" hingewiesen, bei dem sich der Hämarthros nach der Kapselzerreißung in die Weichteile entleert hat.

Bei einer Ruptur des vorderen Kreuzbandes ohne Zerreißung des synovialen Überzugs fehlt ein Hämarthros.

Ein traumatisch bedingter Hämarthros muß immer durch Arthroskopie oder Arthrotomie abgeklärt werden.

Untersuchung in Narkose

Bei geeigneter und schonender Untersuchungstechnik wird die Untersuchung in Allgemeinnarkose auch bei frischen Kniegelenktraumen nur in wenigen Fällen erforderlich sein, um eine etwaige Operationsindikation zu ermitteln. In jenen Fällen, in denen aufgrund von Muskelspasmen, Schmerzen und/oder Gelenkerguß eine exakte Untersuchung nicht möglich ist, muß man in Allgemeinnarkose untersuchen – nur so ist das volle Ausmaß einer frischen Kapsel-Band-Verletzung des Kniegelenks zu erkennen.

Die Untersuchung sollte in Operationsbereitschaft erfolgen.

Untersuchung in Narkose

Alle Kapsel-Band-Verletzungen, bei denen aufgrund von Muskelspasmen, Schmerzen und/oder Gelenkerguß eine exakte Beurteilung der Stabilität nicht möglich ist

Routinemäßig prä- und intraoperativ

Routinemäßig sollte die Untersuchung des Kniegelenks in Narkose präoperativ und auch intraoperativ erfolgen.

Arthrographie

Die Indikation zur Arthrographie bei frischen Kapsel-Band-Läsionen des Kniegelenks besteht praktisch nie, da sie keine wesentliche Informationsverbesserung bringt. Lediglich bei Verletzungen der

Meniskusbasis – Teilrisse des Kapselbandes in seinem meniskofemoralen bzw. meniskotibialen Anteil – kann eine Arthrographie eine Ergänzung sein.

Arthrographie

Bei frischen Kapsel-Band-Läsionen praktisch nie notwendig
Bei chronischen Kapsel-Band-Läsionen diagnostische Hilfe bei Meniskusläsion und anderen Kniebinnenschäden
Arthroskopie ist vorzuziehen!

Bei chronischen Kniebandverletzungen sind Meniskusbeteiligungen auf diesem Weg verifizierbar, jedoch ist die Arthroskopie von größerer Aussagekraft (Knorpel!) und daher vorzuziehen.

Arthroskopie

Falls man durch klinische Untersuchung und die weiteren genannten Maßnahmen nicht zu einer exakten Diagnose gelangt, sollte eine Arthroskopie durchgeführt werden. Sie steht in der diagnostischen Wertung nach der klinischen Untersuchung an zweiter Stelle, besonders dann, wenn isolierte Knorpelschäden vorliegen, sowie in jenen Fällen, in denen sonst weder die Diagnose noch die Indikation zur Arthrotomie gestellt werden können.

Arthroskopie

Frische Kapsel-Band-Läsion:
Traumatischer Hämarthros bei stabilem oder minimal instabilem Kniegelenk

Chronische Kniebeschwerden:
Alle Fälle von unklaren Kniebeschwerden

Ein frischer traumatischer Hämarthros bei stabilem oder minimal instabilem Kniegelenk muß abgeklärt werden (Arthroskopie, Arthrotomie)! Amerikanische Autoren fanden in 76% der Fälle mit einem frischen traumatischen Hämarthros Teil- oder Totalrupturen des vorderen Kreuzbandes, in 92% operationspflichtige Läsionen. Bei allen Fällen von unklaren Kniebeschwerden hilft die Arthroskopie bei der Erstellung der Diagnose.

Begleitverletzungen

Knorpelläsionen

Zusätzliche Knorpelläsionen können durch direktes Trauma (meist Kontusion) oder indirekte Gewalteinwirkung (Abschermechanismen) verursacht werden. Auch chronische Über- oder Fehlbelastungen (rezidivierendes Mikrotrauma bei chronischer Kniegelenkinstabilität) sind als Ursache bekannt.

Eine häufige Kombination von Kapsel-Band-Verletzung und Knorpelläsion findet man bei traumatischen Patellaluxationen.

Durch ein Rotations-Kompressions-Trauma bedingt, können Knorpelabscherungen der Femurkondylen entstehen.

Knorpelimpressionsverletzungen sowohl der Femurkondylen (Vorderkantenimpression) als auch des Schienbeinplateaus beobachtet man gelegentlich bei Hyperextensionstraumen.

Bei chronischen Instabilitäten und gleichzeitigem Vorliegen von Meniskusläsionen verursachen ein gestörter Roll-Gleit-Mechanismus und die rezidivierenden Subluxationen Fehlbelastungen, Einklemmungen und rezidivierende Gelenkergüsse, die Knorpelschäden bedingen, welche letztlich zur Arthrose führen.

Meniskusläsionen

Die anatomische Verbindung vom Meniskus zum Kapselband und die dynamische Führung der Menisken durch den M. semimembranosus, den M. popliteus und den M. biceps sind ausschlaggebend für das Auftreten von primären und sekundären Meniskusschäden im Anschluß an eine Kapsel-Band-Verletzung.

96

Der primäre Schaden entsteht durch den Abriß des Kapselbandes von der Meniskusbasis oder durch meniskusnahe Rupturen des Kapselbandes (im meniskofemoralen oder meniskotibialen Teil). Dies bedeutet, daß ein frischer traumatischer Meniskusriß immer mit einer Kapsel-Band-Verletzung kombiniert ist.

Typischerweise liegt die Verletzung dorsomedial oder dorsolateral, und es kommt dabei, neben dem Kapselabriß (Verlust der statischen Fesselung), auch zum Verlust der dynamischen Führung (M. semimembranosus, M. popliteus). Bei der Beugung wird der Meniskus nicht mehr nach dorsal gezogen und somit im Gelenk „überrascht" und eingeklemmt; die Folge davon ist die „degenerative" Läsion. Bei chronischen Instabilitäten kann es zu rezidivierenden Einklemmungen der Menisken im Hinterhornbereich kommen. Dieses Phänomen ist als „signo del salto" bzw. als „Syndrom des vorderen Kreuzbandes" beschrieben. Hyperextensionstraumen können zu Meniskusvorderhornläsionen führen.

Syndrom des vorderen Kreuzbandes

Bei der Läsion des vorderen Kreuzbandes (Abb. 70) kommt es zu einer typischen, über einen längeren Zeitraum ablaufenden pathomechanischen Sequenz, die wie folgt beschrieben wird:
1) Riß des vorderen Kreuzbandes
2) Valgusinstabilität
3) Hinterhornriß des Innenmeniskus

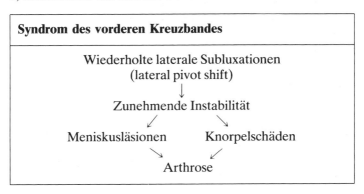

Syndrom des vorderen Kreuzbandes
Wiederholte laterale Subluxationen (lateral pivot shift) ↓ Zunehmende Instabilität ↙ ↘ Meniskusläsionen Knorpelschäden ↘ ↙ Arthrose

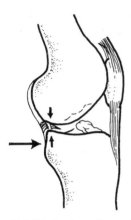

Abb. 70. Syndrom des vorderen Kreuzbandes; bei Insuffizienz des vorderen Kreuzbandes kommt es durch die ventralen Subluxationen zur Läsion im Bereich des Meniskushinterhornes und zu Knorpelschäden

4) Vordere Luxation des lateralen Tibiakopfes (anterolaterale Rotationsinstabilität bei endgradiger Streckung = lateral pivot shift)
5) Hinternhornläsion des Außenmeniskus
6) Arthrose des lateralen Kompartments (Osteophyt an der posterolateralen Tibiakante, Knorpeldefekt im dorsalen Abschnitt der lateralen Femurrolle).

Progrediente Pathomechanik bei chronischen Kapsel-Band-Schäden

Ein Verlust von Stabilität zieht im Laufe der Zeit auch ohne zusätzliche Traumen die Überbeanspruchung und Insuffizienz der kompensierenden Strukturen nach sich. Der entgleisende Roll-Gleit-Mechanismus führt über die vermehrte Belastung von Knorpel und Menisken zu degenerativen Veränderungen mit allen für das Gelenk negativen Folgen.

Progrediente Pathomechanik bei chronischen Kapsel-Band-Schäden

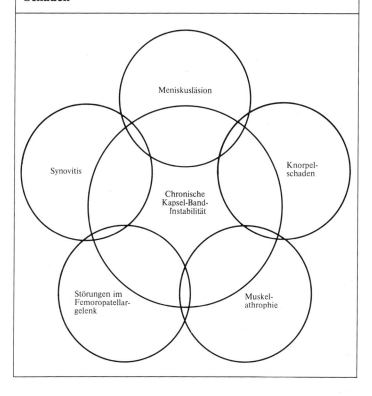

Literatur

Brantigan OC, Voshell AF (1941) The mechanics of the ligaments and menisci of the knee joint. J Bone Joint Surg [Br] 23:44–66

Galway HR, MacIntosh DL (1980) The lateral pivot shift: a symptom and sign of anterior cruciate ligament insufficiency. Clin Orthop 147:45–50

Hughston JC, Andrews JR, Cross HJ, Moschi A (1976) Classification of knee ligament instabilities. Part I. The medial compartment and cruciate ligaments. J Bone Joint Surg 58/A:159–172

Hughston JC, Eilers AF (1973) The role of the posterior oblique ligament in the repairs of acute medial (collateral) ligament tears of the knee. J Bone Joint Surg 55/A:923–940

Hughston JC, Norwood LA Jr (1980) The posterolateral drawer test an external rotational recurvatum test for posterolateral rotatory instability of the knee. Clin Orthop 147:82–87

Jäger M, Wirth CJ (1978) Kapselbandläsionen. Thieme, Stuttgart

James SL (1978) Surgical Anatomy of the Knee. In: Schulitz KP, Krahl H, Stein WH (eds) Late reconstructions of injured ligaments of the knee. Springer, Berlin Heidelberg New York, pp 3–15

Kaplan EB (1958) The iliotibial tract. J Bone Joint Surg 40/A:817–832

Kennedy JC (1979) The injured adolescent knee. William & Wilkins, Baltim.

Lanz T v, Wachsmuth W (1972) Praktische Anatomie. Band 1/4, Bein und Statik. Springer, Heidelberg Berlin New York

Larson RL (1975) Dislocations and ligamentous injuries of the knee. In: Rockwood CHA, Green DP (eds) Fractures, vol 2. Lippincott, Philadelphia Toronto, pp 1227–1256

Losee RE, Johnson TR, Southwick WO (1972) Anterior subluxation of the lateral tibia plateau. A diagnostic test and operative repair. J Bone Joint Surg 54/A:1444–1450

Poigenfürst J (1979) Persönliche Mitteilung. Sommerrein

Slocum DB, James SL, Larson RL, Siner KM (1976) Clinical test for anterolateral rotatory instability of the knee. Clin Orthop 118:63–69

Slocum DB, Larson RL (1968) Rotatory instability of the knee. Its pathogenesis and a clinical test to demonstrate its presence. J Bone Joint Surg 50/A:211–225

Trillat A (1973) Chirurgie du genou. Masson, Paris

Sachverzeichnis

Test n. Steinman ?= Menuslustel
                Schmerzpll palpin
                mit passive Flex
                Verschwinde der Schmerzplle
                n: dorsal

Test n. Mc Murry

        hnu nichu   90° Flex ARot
        dann par Ext ↯ bei
        Affektio hnu richu
                Coronar ligamtin ; werig Schur?

        Außenrichu   90° Flex IRot
        → Ext ↯

Test n. Appley   BL   90° Flex , Komp ↯
Affekt med colly bei   ARot Traktio - Menin

103

Arthritis of the Knee
Clinical Features and Surgical
Management
Editor: **M. A. R. Freeman**
With contributions by numerous experts.
1980. Cloth DM 198,–
ISBN 3-540-09699-X

M. K. Dalinka
Arthrography
1980. (Comprehensive Manuals in
Radiology). Cloth DM 68,–
ISBN 3-540-90466-2

H. R. Henche
Die Arthroskopie des Kniegelenks
Mit einem Geleitwort von E. Morscher
1978. Gebunden DM 136,–
ISBN 3-540-08380-4

P. G. J. Maquet
Biomechanics of the Knee
With Application to the Pathogenesis and
the Surgical Treatment of Osteoarthritis
2nd edition. 1983. Cloth DM 198,–
ISBN 3-540-12489-6

Werner Müller
Das Knie
Form, Funktion und ligamentäre Wieder-
herstellungschirurgie
1982. Gebunden DM 248,–
ISBN 3-540-08379-0

C. J. P. Thijn
Arthrography of the Knee Joint
Foreword by J. R. Blickman
1979. Cloth DM 98,–
ISBN 3-540-09129-7

M. Wagner, R. Schabus
Funktionelle Anatomie des Kniegelenks
1982. (Kliniktaschenbücher). DM 32,–
ISBN 3-540-11639-7

Springer-Verlag
Berlin Heidelberg New York Tokyo

M. Watanabe, S. Takeda, H. Ikeuchi
Atlas of Arthroscopy
3rd edition. 1979. Cloth DM 155,–
ISBN 3-540-07674-3
Distribution rights for Japan: Igaku Shoin
Ltd., Tokyo

aus der Reihe
Hefte zur Unfallheilkunde
Beiheft zur Zeitschrift „Unfallheilkunde/
Traumatology".
Herausgeber: **J. Rehn, L. Schweiberer**

Heft 120
Knochenverletzungen im Kniebereich
2. Reisensburger Workshop zur klinischen Unfallchirurgie, 18–21. September
1974
Herausgeber: **C. Burri, A. Rüter, W. Spier**
Unter Mitarbeit zahlreicher Fachwissen-
schaftler
1975. DM 36,–
ISBN 3-540-07200-4

Heft 127
Knorpelschaden am Knie
4. Reisensburger Workshop zur klinischen Unfallchirurgie, 25.–27. September
1975
Herausgeber: **C. Burri, A. Rüter**
1976. DM 48,–
ISBN 3-540-07599-2

Heft 142
P. Hertel
Verletzungen und Spannung von Kniebändern
Experimentelle Studie
1980. DM 40,–
ISBN 3-540-09847-X

Heft 167
17. Jahrestagung der Österreichischen
Gesellschaft für Unfallchirurgie
Anatomie und Kinematik des Kniegelenks
2.–3.10.1981
Kongreßbericht im Auftrage des Vorstan-
des zusammengestellt von H. Frick
ISBN 3-540-12606-6. In Vorbereitung

Springer AV-Lehrprogramm

Filme, Videokassetten,
Diaserien zur Orthopädie
und Traumatologie

Der Kapsel-Band-apparat des Kniegelenkes – Pathophysiologie

von
J. M. Paillot, Lyon; B. Noesberger,
Interlaken in Zusammenarbeit mit
den orthopädischen Universitäts-kliniken
Lyon (Prof. A. Trillat) und
Bern (Prof. M. E. Müller)

Produktion:
Stiftung Maurice E. Müller, Bern
Film Design, Wiesbaden, 1977/1978

Technische Daten:
Farbe, 19,40 Minuten, 16mm und
Super-8 (Magnetton, Lichtton),
Videokassetten

Sprachfassungen:
deutsch, englisch, französisch

Vertrieb: Springer-Verlag,
AV-Medien, Heidelberger Platz 3,
D-1000 Berlin 33
Auslieferung über den Buchhandel

Inhaltsübersicht

Das Kniegelenk ist als komplexer
und präziser Mechanismus sehr ver-letzungsanfällig. Die Steuerfunk-tion, die die Bänder und Menisci
auf die passive Stabilität des Gelenks
ausüben, wird an anatomischen Prä-paraten aufgezeigt. Die Meniscen
sind als Teil des Bandapparates an-zusehen. Die Semimembranosus-sehne als hintere mediale Zuggur-tung und der Musculus popliteus
als Einwärtsrotator des Unterschen-kels unterstützen aktiv die Stabilität.
Die Rotationsinstabilität ist die häu-figste Form der Bänderinsuffizienz
beim instabilen Knie.
An zwei klinischen Fällen mit einer
anteromedialen und einer posterola-teralen Instabilität wird die Aussage
des Schubladenphänomens und der
seitlichen Aufklappbarkeit bespro-chen.
Mit einer Vorrichtung, die alle Bewe-gungen der Tibia gegenüber dem
Femur aufzeichnet, wird die rotato-rische Instabilität festgehalten.
Durch schrittweises Durchtrennen
der Bandstrukturen wird experimen-tell verfolgt, wie die Instabilität in
beiden Fällen entstanden ist.
Die Kenntnis der Pathophysiologie
des Kapsel-Bandapparates bildet die
Basis jeder Bänderoperation am
Kniegelenk.

Prädikat "besonders wertvoll" der
Filmbewertungsstelle Wiesbaden.

Goldmedaille und Prädikat "summa
cum laude" als hervorragender Film
für die ärztliche Fortbildung der
Medikinale Marburg '78.

Zur Information über das gesamte
AV-Programm fordern Sie bitte
unser Prospektmaterial an.

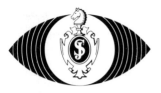

Springer-Verlag Berlin Heidelberg New York